王陇德总主编　　　　健康 9 元书系列

克服焦虑症

贾福军　编著

金盾出版社

内 容 提 要

本书主要介绍了焦虑症的表现，和广泛性焦虑症、惊恐障碍、社交焦虑、强迫症、应激相关障碍等常见焦虑障碍类型的诊断和治疗方法。同时告诉读者，在日常生活中或轻或重的焦虑情绪体验，只有当症状持续，而且明显影响了工作或学习时才构成“疾病”。因此，既要重视自己的症状，及时就诊，以免漏诊漏治，延误治疗时机；又要注意不要将正常的焦虑反应随便地与焦虑障碍“对号入座”，为自己“乱扣帽子”，以免诊断扩大化。

图书在版编目(CIP)数据

克服焦虑症/贾福军编著. -- 北京 : 金盾出版社，2012.5
(健康9元书系列/王陇德总主编)
ISBN 978-7-5082-7617-5

Ⅰ.①克… Ⅱ.①贾… Ⅲ.①焦虑—防治 Ⅳ.①R749.7

中国版本图书馆CIP数据核字(2012)第082263号

金盾出版社出版、总发行
北京太平路5号(地铁万寿路站往南)
邮政编码:100036 电话:68214039 83219215
传真:68276683 网址:www.jdcbs.cn
北京天宇星印刷厂印刷、装订
各地新华书店经销

开本:787×930 1/32 印张:3.25 字数:50千字
2012年5月第1版第1次印刷
印数:1～50 000册 定价:9.00元

编委会

序

随着经济的发展，时代的进步，医疗卫生水平的提高，我国疾病谱发生了很大变化，预防为主的观念也在变化。过去讲预防为主，主要是预防传染病，因为传染病是当时居民的主要死亡因素。近些年来，虽然传染病得到有效控制，可是脑卒中、冠心病、高血压、糖尿病等慢性病却成为影响居民健康的主要因素。2008 年公布的“我国居民第三次死因抽样调查结果”显示，脑血管病已成为我国国民第一位的死亡原因，死亡率是欧美国家的 4～5 倍、日本的 3.5 倍，甚至高于泰国、印度等发展中国家。《中国心血管病报告 2010》显示，目前全国有高血压患者 2 亿人，成为严重威胁我国人民健康的主要疾病。然而，我国人群高血压的知晓率、治疗率和控制率仅分别为 30.2％、24.7％和 6.1％，仍处于较低水平。高血压不仅是一个独立的疾病，也是脑卒中、冠心病、肾衰竭和眼底病变的主要危险因素。高血压患者还常常伴有糖尿病等慢性疾患。

当前，造成我国国民慢性疾病上升的主要原因有：

不健康的生活方式：除了平均寿命延长以外，另一个主要原因就是长期不健康的生活方式。不健康的生活方式助长了慢性病的高发和威胁。很多人长期大鱼大肉，摄入过多的热能，加之不良的生活习惯,如过量饮酒、吸烟、身体活动不足,导致肥胖、血管硬化等。这些都是慢性疾病的主要危险因素。

健康素养水平较低:人民的健康知识并未随着生活水平的提高而增多。中国健康教育中心(卫生部新闻宣传中心)公布的我国首次居民健康素养调查结果显示,我国居民具备健康素养的总体水平为6.48%,即每100人中仅有不到7人具备健康素养。本次调查就科学健康观、传染病预防、慢性病预防、安全与急救、基本医疗5类健康问题相关素养现状进行了分析。结果表明,慢性病预防素养水平最低,仅为4.66%。

养生保健中的误区:由于健康知识的不足,人们在养生保健中的误区也十分常见,如蛋黄里含有大量的胆固醇,血脂高的人群不能吃蛋黄;水果是零食,可吃可不吃;爬山是中老年人最好的锻炼;闻鸡起舞,中老年人晨练好处多等。这些误区不仅起不到保健的作用,而且可能造成对健康的损害。

由此可见,改变人们不科学的生活方式,提高群众的健康知识水平显得尤其重要。金盾出版社邀我组织编写一套防病治病和养生保健类的科普图书。《健康9元书系列》正是秉承了这一使命,将深奥的医学科学知识转化为通俗易懂的老百姓的语言,将科学的健康知识呈现给大家,正确指导群众的保健行为。《健康9元书系列》共50种,编写此套系列丛书的50余位作者中,既有胡大一、洪昭光、向红丁等一批全国知名的大专家,也有活跃在基层医院临床第一线的中青年专家。他们都拥有扎实的医学理论基础和丰富的临床经验。更为难能可贵的是，他们除了做好自己的医疗、教学和科研工作以外，都热衷于健康科普宣传工作，花费了大量的业余时间编写这套系列丛书。这套系列书从常见病的防治到科学的养生保健方法，从慢性疾病的营养配餐到心理保健，涉及面广，实用性强，让读者看得懂，学得会，用得上。希望通过《健康9元书系列》的出版，为我国民众的健康知识教育和健康水平的提高贡献一份力量。

中华预防医学会会长
中国工程院院士

2012年4月于北京

前　言

焦虑障碍是一组表现类型各不相同的精神障碍，也是最常见的精神疾病之一。遗憾的是，焦虑症在我国的就诊率、识别率都偏低，治疗率自然更低，以致我们经常看到许多焦虑症患者饱受困扰多年后才到医院就诊，严重影响了其社会功能和生活质量。究其未能及时就诊的原因，自然涉及多个方面，但科普宣传不力，甚或缺位是最主要的因素。

我们组织刘向欣、姜美俊、唐毅、郑会蓉和陈翠怡等几位青年医师，在繁忙的临床和科研工作之余，编写了这本《克服焦虑症》科普小册子，希望为我国的精神卫生知识普及工作略尽绵薄之力。本书主要内容包括焦虑症状的表现，和广泛性焦虑症、惊恐障碍、社交焦虑、强迫症、应激相关障碍等常见焦虑障碍类型的诊断和治疗方法。

需要提醒读者的是，日常生活中人们都会经历或轻或重的焦虑情绪体验，只有当症状持续，而且明显影响了生活、工作或学习时才能构成“疾病”。因此，既要重视自己的症状，及时就诊，以免漏诊漏治，延误治疗时机；又要注意不要将正常的焦虑反应轻易地与焦虑障碍“对号入座”，为自己“乱扣帽子”，以免诊断扩大化。

贾福军

目录

一、焦虑症，一种说不出的痛

1. 从“杞人忧天”说开去

有这么一位仁兄，他的名字没有完整地流传下来，但他的“事迹”却被代代相传。

因为他做了一件前可能无古人，但后有众多来者的，很具代表性的事情：焦虑。

他整天胡思乱想，疑神疑鬼。他一会儿担心天会崩塌下来，把自己的脑袋砸扁了；一会儿担心地会陷落下去，埋住了全身。他越想越害怕，越害怕又止不住越想，因此整天忧心忡忡，白天吃不下饭，夜里不敢睡觉。平静的生活里突然增加了这样一件奇人奇事，即便是口口相传，而不借助报纸、电视，也在民间迅速传开，变得家喻户晓了。

事情到这里并没有结束，有个热心人出现了，当看到这位仁兄那忧愁烦闷的样子，那日渐枯槁的身形，不禁心生怜惜，担心长此以往，会把身体愁坏了。因此这位热心人做了充分的准备，主动上门，去开导他，于是有了这样一番对话：

热心人："天不过是一股积聚的气体，上下四方到处都有。人的一举一动，一呼一吸都要和它接触。你整天在气体里活动，为什么还要担心它会掉下来呢？"

对方将信将疑："如果天真是一股积聚的气体，那么太阳、月亮和星星不就要掉下来了吗？"

"不会，不会！你尽管放心。"热心人摇着头，娓娓道来，"太阳、月亮、星星也不过是气体中会发光的物质。就是掉下来，也不会伤人的。"

这位仁兄又问："那么地要是塌下去怎么办呢？"

热心人说："地不过是堆积起来的土块罢了。东南西北到处都有这样的土块。你东走西跑，蹦蹦跳跳，成天在地上活动，根本不必担心它会塌陷下去。"

这位仁兄听了，好像放下了千斤枷锁，心里顿觉一阵轻松，脸上露出了久违的笑容。那个热心人，因为解除了他的忧愁，也十分高兴。

聪明的读者朋友，你们一定猜到了，这就是"杞人忧天"的故事。这也是一个有关焦虑的故事。

在《列子·天瑞》中记载了这个故事：

杞国有人，忧天地崩坠，身亡所寄，废寝食者。

又有忧彼之所忧者，因往晓之，曰："天，积气耳，无处无气。若屈伸呼吸，终日在天中行止，奈何忧崩坠乎？”

其人曰：“天果积气，日、月、星宿，不当坠耶？”

晓之者曰：“日、月、星宿，亦积气中之有光耀者，只使坠，亦不能有所中伤。”

其人曰：“奈地坏何？”

晓之者曰：“地，积块耳，充塞四虚，无处无块。若躇步跐蹈，终日在地上行止，奈何忧其坏？”

其人舍然大喜，晓之者亦舍然大喜。

头顶蓝天，却整天担心蓝天会崩塌下来；脚踏大地，却成天害怕大地会陷落下去。这则寓言故事辛辣地讽刺了那些常怀有不必要的或缺乏根据的忧虑和担心的人。

但是您是否曾真正地，设身处地地站在那仁兄——也就是杞人的角度，去试着想象和体会他当时的心情和感受呢？

或者我们不妨大胆地想象一下，如果没有那位热心人，杞人的结局又会是如何呢？

在紧张和担心的日夜伴随中，杞人食不甘味、夜不能寐，不仅日常生活难以维持，更遑论家庭幸福和事业发展了。

那位热心人对天、地、星、月的解释是不科学的，只能代表当时的认识水平，但他那种关心他人的精神、耐心诱导的做法，还是值得称赞的。起码在这里他发挥了一个初级心理治疗师的作用。

所以，换个角度再来读这个故事，我们可以发现，原来焦虑是一种说不出的痛，因为个中滋味只有深陷其中的自己才最有体会，但往往单靠自己一个人的力量却无法摆脱这种情绪。我们不难发现，从古至今，人们在不断地思考和探索，用什么样的办法去缓解和改善焦虑，那位热心人的开导可以算作一次有益的尝试吧。

2. 天下本无事，庸人自扰之

我们再来看看《说文解字》对“焦虑”的诠释。

《说文解字》上说：焦，火所伤也；虑，谋思也。

意思是说，焦是被火烧伤了，是起因，而虑是谋划、思考的意思，是由此引发的想法。

一个人的状态如果就像是被火烧着了一样，那滋味肯定不好受，如若两眼一闭，听天由命，也就罢了，偏偏我们不甘心，非得想出个所以然来，或者说不由自主地非要理出个头绪来。如此一来，“天下本无事，庸人自扰之”。

所以，我们先不要笑话杞人，以及其他遇到同样问题的人，而是应该扪心自问，我们有没有在人生的某个阶段，也做过这样的“庸人”呢？

3. 腹泻——焦虑惹的祸

焦虑是不是只表现为内心感觉到的紧张担心呢？

下面介绍一个真实的故事：

有一位女士，当她还是小孩子的时候，父母在文革中受到迫害，被关进了“牛棚”，家里无人照顾她，没办法，只好寄养在舅舅和舅妈家里，舅舅和舅妈自打结婚起，感情就不好，那个年代轻易不敢提离婚，所以只好凑合着过，可以说是“两天一小吵，三天一大吵”，隔三差五还来点儿“家庭暴力”，可以说家里是鸡飞狗跳。小姑娘来到这样的家庭里，难免受到牵连，有时不由自主陷入舅舅和舅妈的争端中，挨骂挨打也就成了“家常便饭”，有时小孩子惹了祸，舅舅不分青红皂白，也是一顿打。小姑娘从小在这样的环境里，内心充满了恐惧，胆子特别小。

家庭的不和睦也就算了，小姑娘在小伙伴中间也得不到认同，同学们对她都另眼相看，背后说她是“走资派”的“崽子”，不和她接近。小姑娘因此变得更加沉默寡言，不敢与人交往。这时候，有个小伙伴闯进了他的生活，他比小姑娘大两岁，喜欢打抱不平，看到小姑娘总是受欺负，看不顺眼就挺身而出，两人后来就成了无话不谈的好伙伴。

可是好景不长，暑假里，一次他们去公园里的池塘边玩耍，小姑娘一不小心把一只鞋掉进了池塘里，那个时候，物质匮乏，一双鞋哥哥穿完弟弟穿，一件衣服姐姐穿小了留给妹妹穿，每一件东西都金贵得很，眼看鞋掉进河里，小姑娘急得快哭出来了。

小伙伴看了也着急，鼓起勇气，找根树枝想把鞋勾回来，哪知越划拉，鞋飘得越远，小伙伴就再往前伸一下，不知不觉，身体伸出好远，等意识到的时候，已经晚了，只听“扑通”一声，小伙伴就掉下了水，只见水花四溅，小伙伴挣扎着，挣扎着……眼看着这个孩子就下沉了，慢慢地就看不见了影子。

小姑娘吓坏了，毕竟只是八九岁的孩子，也不知道该喊“救命”，还是赶紧在附近找人过来搭救。她突然想到学校的体育老师会游泳，便撒腿往学校跑，等找到体育老师，赶回池塘边，下水把小伙伴捞上来，结果可想而知，人已经不行了，就这样，一个最好的朋友在这个夏天永远地离她远去了。

小姑娘永远也忘不了小伙伴被打捞上来的那一幕，她不敢回家，躲在邻居家里，当小伙伴的母亲来到家里找小姑娘，希望搞清楚事情真相时，舅舅到处找不到她，最后从邻居家像拎小鸡一样，把她提回来，不由分说，摔在地上就是一顿打，只打得天昏地暗、日月无光，最后小伙伴的妈妈实在看不下去了，赶忙上前劝说，说再打下去小姑娘真的要没命了，舅舅这才收手。

小姑娘害怕极了，赶忙跑到女厕所里躲起来，以后渐渐地，只要是她一遇到什么事情，就紧张，一紧张，就想上卫生间，跑进去就拉肚子。

后来小姑娘长成了大姑娘。

再后来，大姑娘的父母被“平反”，一家人终于团聚了，她自己也靠着努力学习，考上了大学，虽说生活恢复了平静，可是小姑娘的“毛病”却没有改变，一遇到考试、找工作等事情，腹泻说来就来，马上得去卫生间，似乎比原来表现更严重了，有时还感觉头痛、头晕。她没有觉得这是一种病，也没有人告诉她这是一种病，她自己实在难忍的时候，去看过消化科的医生，吃点止泻药，整体上看，是治标难治本。就这样，她将这种痛隐藏起来，或者说，她被迫将这种痛隐藏起来，因为它说不出，道不明。

再后来，大姑娘结了婚，有了自己的家庭，这个问题一直困扰着她，直到退休。

退休后，她的儿媳妇生下了一对“龙凤胎”，给自己添了一对孙子孙女，她也决定享享福，过过“含饴弄孙”的生活，想想自己小时候受的波折，她不愿儿孙一代走自己的老路，希望他们从小少受些苦，可是偏偏这个腹泻的毛病依然如影随形，小孙孙一有什么头痛脑热的，还来不及去医院，她自己紧张起来，就得先往厕所里跑，这真是耽误事。

她终于下定决心，为了能够好好照顾孙子，一定要探个究竟，看看到底是什么原因，困扰自己这么多年。当然，她还是首先来到了消化内科，在消化内科，她进行了系统的检查和化验，结果出人意料，没有问题?!

还好，幸运的是，消化内科的这个医生根据现有的检查结果，建议她去精神科看一看，她一开始听到这个建议，还有些不理解：我自己精神又没有问题，干吗去精神科？

回家经过一番激烈的思想斗争，看看摇篮里的一对宝贝孙子，自己终于下定决心，来到了我的门诊，此时，时间距离她症状的出现，已经是半个多世纪了。

了解了这段坎坷而富有戏剧性的经历，我告诉她，这是一种病：焦虑症。腹泻也好，头痛、头晕也罢，都是焦虑情绪躯体化的一种表现。

刚开始，她将信将疑，不肯也不愿相信明明是拉肚子，怎么可能是精神或情绪方面的问题，后来服用了一些我开给她的抗焦虑药物后，她发现腹泻症状开始有了明显的改善，精神也越来越好。遇事不闹肚子了，不愉快的情绪也没有了。

最近一次见她，她高兴地告诉我，儿子儿媳准备移民澳大利亚，她要跟着他们一起过去，照顾孙子孙女。

4. 你的心脏没事

一位中年女士，我见到她时，并非在精神科的门诊，而是在心内科的病房里，整个人像泄了气的皮球，毫无生气，她的丈夫在病床边忙前忙后，端碗送水。一了解病情，我也不禁一惊，她这样的情况已经有十几年了，主要表现为发作性地心慌、胸闷、气短，为此不敢下床、不敢外出，更不敢一个人在家，害怕万一犯了病没有人救怎么办。奇怪的是，夫妻俩辗转多家各级医院的心内科，围绕心脏做了心电图、彩色多普勒等多项检查，甚至冠脉造影也检查过，仍然没有发现症结。此次作为会诊医生，我受邀来到病房为其诊疗，在详细地询问了发病的情况后，我了解到这样一个故事，发病前的她是当地的一位领导，做事风风火火，百姓中口碑很好。有一次，她代表单位去慰问一位生病住院的同事，说来也巧，正在谈话期间，相邻床位的一位患者突然心脏病发作，当时她恰好在现场亲眼目睹了医生紧急抢救到最后，该患者不治身亡的全部经过，这个场景久久在她的脑海盘旋。回家以后，她发现自己隐隐感觉胸口发闷，心脏跳得也快了起来，从此便开始了漫长的求医路。

经过认真的分析和耐心的解释，我告诉她，她的症状是焦虑症的表现。而为了寻求诊断结论，她也耗费了十几年的大好年华。

我不禁感慨：焦虑症，真的是一种说不出的痛。

焦虑症，它无时不有，无处不在，它可以表现在情绪中，也可以体现在身体上。

它可以让身体壮硕的小伙子心跳不已，频繁奔波于“急诊室”；它可以让成绩优秀的学生一下子脑袋空白，名落孙山；它可以让青年男女困扰不已，不能够当面表白，终于错过一段美好的姻缘。太多的故事，在下面的章节中，我们会有详细的介绍，这里不再赘述。

焦虑症不仅是老百姓的心中之痛，作为一名医生，每每看到这些曾辗转求医多年，却终不得解的患者，心中亦是酸楚。

我想通过这些古今的故事，告诉大家，焦虑症是一种病，是一种需要治疗的精神疾病。只要在专科医生的指导下，通过积极有效的治疗，你就可以尽早地摆脱它。

（刘向欣）

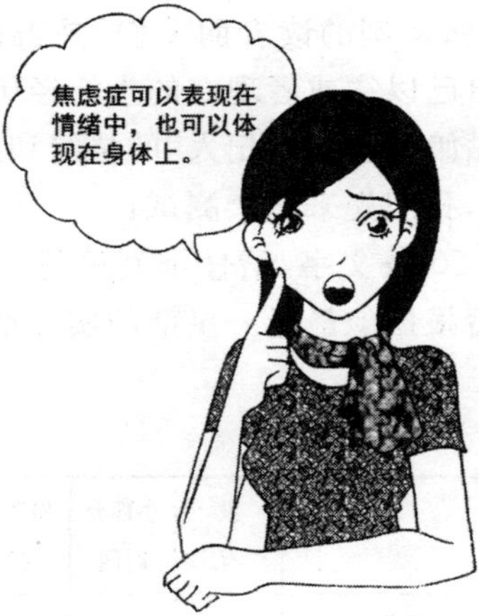

焦虑症可以表现在情绪中，

也可以体现在身体上

二、焦虑就在你我身边

看过前面案例的读者朋友们，是否也开始在脑海中搜索，自己以往或者现在的生活经历中，是否也有类似“小姑娘”甚至是“杞人”的情绪和感受？

别着急，我们先来做个测试：

下面有 20 条文字，请仔细阅读每一条，并理解其意思，然后根据您最近一星期的实际情况，选择相应的数字。

	没有	小部分时间	相当多时间	绝大多数或全部时间
1. 我觉得比平时容易紧张或着急	1	2	3	4
2. 我无缘无故地感到害怕	1	2	3	4
3. 我容易心里烦乱或感到惊恐	1	2	3	4
4. 我觉得我可能将要发疯	1	2	3	4
5. 我觉得一切都很好	4	3	2	1
6. 我手脚发抖打颤	1	2	3	4
7. 我因为头痛、颈痛和背痛而苦恼	1	2	3	4
8. 我觉得容易衰弱和疲乏	1	2	3	4

	没有	小部分时间	相当多时间	绝大多数或全部时间
9. 我觉得心平气和，并且容易安静坐着	4	3	2	1
10. 我觉得心跳得很快	1	2	3	4
11. 我因为一阵阵头晕而苦恼	1	2	3	4
12. 我有晕倒发作，或觉得要晕倒似的	1	2	3	4
13. 我吸气呼气都感到很容易	4	3	2	1
14. 我的手脚麻木和刺痛	1	2	3	4
15. 我因为胃痛和消化不良而苦恼	1	2	3	4
16. 我常常要小便	1	2	3	4
17. 我的手脚常常是干燥温暖的	4	3	2	1
18. 我脸红发热	1	2	3	4
19. 我容易入睡并且一夜睡得很好	4	3	2	1
20. 我做噩梦	1	2	3	4

请将各项的分数相加，得出总分乘以 1.25，得分在 50～59 分为轻度焦虑，得分为 60～69 分为中度焦虑，得分≥70 分为重度焦虑。

您的分数是多少呢？

得分高的朋友不必忧心忡忡，得分低的朋友也不必沾沾自喜，因为焦虑这种情绪一直都在你我的身边。

不信？听我再讲个故事，或者说听一段相声。

5. 你是不是“老急”

著名的相声演员姜昆（以下简称“姜”）和唐杰忠（以下简称“唐”），在 20 世纪 80 年代曾经表演过一个脍炙人口的相声作品，叫《着急》，描写了一个叫“老急”的邻居的日常生活，我们来看看“老急”的身上是不是也有我们自己的影子。

（1）“老急”是谁？

姜：就住我们家旁边儿。这个姓纪，因为好着急，大家都叫他“老急”。

唐：他跟谁着急呀？

姜：跟谁都急，一天到晚没有不着急的时候，从睁开眼开始。

（2）一早起来

唐：那……早晨起来跟谁着急呢？

姜：坐在床边儿跟闹钟着急。

唐：嗬。

姜：瞪着它——“唐师傅，您看见没有？昨儿新买的。定好了七点半，今天七点四十五了，一点动静没有”。

唐：嘿。

姜：“您说我买了个哑巴。你说是我叫他呀，是他叫我呀？对吧？”

唐：它这闹钟啊，早几分钟、晚几分钟也是保不齐的。

(3)出门上班路上

唐：好啦！出门儿上了路就不着急啦。

姜：谁说的？上路我还得着急呢？

唐：那着什么急呀？

姜：上路？我跟那个开汽车的着急：他跟你抢道，你说你咽得了这口气吗？

唐：你不会躲着点儿走啊？

姜：我躲他，谁躲我呀？你说他多快呀？一踩油门儿，“噌”就出去啦。我这儿倒好几圈儿才这么一咕截儿！气得我跟他喊，“你着什么急呀”？

唐：你着什么急呀？

姜：废话，我上班去。

(4)到了单位

姜：到了单位呀，我还跟记考勤的着急。

唐：怎么呢？

姜：刚迟到五分钟给我画一道儿，啊？你也不打听打听，我这一道上多少红绿灯？是个红灯你就得停那儿。你想快点儿？警察拦你，汽车挤你。到这儿给我画一道儿。那一道儿咱们厂子里规定好了，刨工资的百分之零点二五，我一个月挣一百七十四……算了，你给我记一道儿、记一道儿吧。

唐：怎么同意记啦？

姜：再说会儿，半个钟头了。

(5)下班吃午饭

唐：好了，好了，到了中午歇歇晌就不急了。

姜：我还得跟那大师傅着急哪。

唐：大师傅怎么招你啦？

姜：大师傅？他有亲有厚：你排队，前边那个，一勺这么一大碗，我这两勺够不着一盆儿底儿。啊？也搭着我这盆大点儿。

唐：什么盆儿啊？

姜：洗脸盆儿。

(6)接着上班

唐：得了，吃完饭就踏实了。

姜：不行！你好好的上着上着班儿，他老组织你学习，多让人着急呀？

唐：哎，我告诉你呀，这学习你可应该重视。

姜：是啊，人家学习呀，开会呀，都响应上级号召，那么短。你说我们这单位，做报告都多长啊？哎哟，那个长哟，国际的、国内的、党内的、党外的、今年的、去年的、这月的、下月的，好容易这人说完了，旁边那个站起来了，“同志们，我再补充两句”。人说那么全？你补充什么呀？你说急人不急人？

(7)下班买菜

姜:我不够跟那个小商小贩着急的!

唐:怎么呢?

姜:自由市场那卖菜的,为了五分钱,他跟你穷对付,你瞧那贫劲儿:“嘿,师傅,师傅,就五分钱,五分钱您就给了吧!您要省您从大处省、省个十顷带八顷;要算您从大头算,算个十万带八万,要算您别跟我算,我穷的都快要了饭,成天在这儿卖葱蒜,一身泥来一身汗,刮风下雨也得干,要不然我就甭吃饭,少给五分我不干,你看合算不合算。来吧,掏钱,掏钱,五分!”你说他贫不贫?这个!我跟他耗着,我耗俩钟头,我就不给他这五分,我跟你说。

(8)晚上休息

唐:哎,总算到家了。休息休息,看看电视。

姜:你别提看电视。

唐:怎么呢?

姜:一提看电视我就着急。

唐:看电视着什么急呀?

姜:现在那个电视连续剧一演,演一百八十多集呀!他不一块儿给你演,一天一集,他抻着你,打头一集就开始搞对象,搞四十多集还没搞上,有这功夫我自个儿搞去行不行啊?这个!

唐:你呀,你看看球赛。

姜:你这个球赛,中国队他干踢老不进去,你不着急呀?

唐:那么你就看看歌舞。

姜:看歌舞?

唐:哎。

姜:我更着急啦！现在唱歌的诸位,好家伙,干拉长声不下来,跟火车笛儿似的,一张嘴:稀拉卡巴……我就不鼓掌！我憋死你。

(9)生育孩子

姜:为了孩子我着了一辈子急了,你知道吗?

唐:至于吗?

姜:至于吗?打怀上这个孩子,我们两口子就着急。

唐:十月怀胎,一朝分娩,你着的什么急呀?

姜:人家那孩子十个月,我们那孩子怀了八个月,他想出来,要早产。你说多让人着急呀?啊?

唐:这孩子,他也是怕你着急呀。

姜:没听说过。

唐:那就赶紧吃保胎药啊。

姜:一吃药吃多啦。十一个半月一点动静没有。

唐:哎呀,这回呀,这孩子是不着急啦。

(10)孩子上小学

姜:上学才着急呢！生日差八天,学校不让进。我得反复解释。"哎,同志,我们那孩子药吃多了,要不然八月份就出来了。"

唐:哎！你跟人说这个管什么用啊?

姜:好容易对付上了学,我这急就是一连串儿的。

唐:可不是嘛。

姜:一年级——天天接送。

唐:着急。

姜:二年级——上课不听讲。

唐:着急。

姜:三年级——学会玩东西了。

唐:着急。

姜:四年级——逃学看电影。

唐:着急。

姜:五年级——课外活动太多。

唐:着急。

姜:到了六年级又面临着考试。

唐:考中学更着急啦。

姜:哎哟,这孩子他功课难,他天天问我来。

(11)孩子上初中

姜:跟头把式的上了初中。

唐:哎,总算没白着急。

姜:咱们想说得了,松口气吧!我们这孩子什么没学会呢,刚上初一学会搞对象,弄一女朋友回来!你说多让人着急呀?

唐:哎呀,这孩子也是随你呀。

姜:那我跟孩子他妈搞对象,是他这么早吗?啊?我们上初三以后我们互相写的条儿,然后呢,我们……

唐:没问你这个。

姜:你说这叫什么事儿啊?

唐:这孩子早恋,你怎么办?

姜:怎么办?也不能打呀!赶紧就劝吧。咱们是掰着手指头讲、磨碎了嘴皮子说;晓之以理、动之以情、申明大义、摆明利害。

唐:那孩子通了就好啦。

姜:好什么呀?人家女方家长又找来了。

唐:怎么出事儿啦?

姜:出大事儿啦。堵着门口跟我嚷嚷:“你们怎么教育的孩子啊?年纪轻轻的教我们姑娘搞对象!一天一天地泡在我们家里头,把我们冰箱里的东西都给吃了。我们给孩子她姥姥预备了点棒子面儿,你们那孩子出主意,全给熬粥喝了。”你说我们家缺这玩意儿吗?

(12)以后……

姜:……以后,你说考不上大学着急,找不着工作着急,找着了工作不称心我又着急。好容易都安定了,岁数也到了,这孩子又搞不上对象啦!啊?你说有对象着急,没对象我也着急?你小子当初学那本事哪儿去啦?有本事接茬儿糊弄人棒子面粥喝去呀!

唐:什么呀?你呀,就别提人家这段儿啦。

姜:哎哟,以后好容易对付搞了个对象啊,又为这住房着急、又为结婚办事儿着急、为婆媳之间不合着急、为小两口打架着急,不提我不着急,一提就一脑门子官司。

(13)还没有完……

唐:得了,眼不见心不烦。你呀,躺下睡觉就没事儿啦。

姜:也是,该着的急我都着了,我早早的睡觉,刚想睡觉,就我们街坊二大妈这一嗓子,把我没给急疯过去。

唐:二大妈说什么啦?

姜:"告诉你们,过两天副食品要涨价啦!"你说急人不急人哪?

虽然文学作品总是具有艺术加工的成分,但是我们在笑过之后,是否也会依稀发现自己生活中的影子?

随着社会的进步,生活节奏的加快,竞争压力的增加,人们的焦虑情绪越来越常见,每个人一生中都应该有过焦虑的体验,在现实生活中,人们像"老急"一样,总会遇到这样那样的困难,如工作问题、经济问题、婚姻问题、家庭问题等。这些都会引发焦虑。但是不是所有的焦虑情绪都要确定为焦虑症呢?

答案当然是否定的。

应激总是客观存在的,自然界的竞争由来已久,我们人类是从远古时代的灵长类动物进化而来的,而动物本身就存在一种本能:遇到新的情况时,会产生应激反应,全身的神经、肌肉都会动员起来,迅速对情况作出反应:是战斗,还是逃跑。

就像是草原上的狮子和羚羊,狮子醒来的第一件事情就是奔跑觅食,不然就会饿死;而羚羊醒来的第一件事也是奔跑,而且要比狮子跑得快,不然就会被吃掉。它们只有及时地作出客观的应激反应，才能保证自己不会被别的物种消灭掉，也不会被大自然所淘汰。

人类的进化也是如此，正所谓，没有压力就没有动力，生于忧患，死于安乐。焦虑无处不在，它是人类能够不断进步和生存所必需的要素和不竭的动力。

人们常说，“人无远虑，必有近忧”。美国心理学家研究发现，居安思危、适度快乐的人往往比满足于现状、高度快乐的人学历更高、更富有，甚至更健康。

所以，如此分析起来，焦虑本身应该是一个中性的名词，不应包含过多的负面色彩，而我们应该还原“焦虑”一个本来的意义。

焦虑是人面对压力或不明原因刺激时的一种情绪反应，常表现为紧张、忧虑、担心、恐惧等，常伴随着认知和行为的改变，以及躯体的生理反应。

但是，由于惯性思维的存在，大家在提到“焦虑”时，总是不由自主地和精神病理学中对焦虑的定义来理解和表述，再加上人们逃避压力追求舒适放松的本能反应，大多数人认为焦虑会给人带来不良的影响，只要有一点点焦虑前兆就惟恐避之不及。如此一来，使得大家一提起焦虑，脑海中常常尽是消极的评价和恐惧的影像。

其实，焦虑就在我们身边。

6. 成也焦虑，败也焦虑

举两个身边的例子：

你一定看过刘翔参加的110米跨栏比赛，起跑之前，运动员们摩拳擦掌、跃跃欲试，其实他们已经进入了一种应激状态，各就各位，准备起跑时，肾上腺素分泌增加了，心跳加快了，肌肉绷紧了，耳朵都竖起来，听着发令枪响，可以说，全身各个器官总动员起来了，进入了“一级战备状态”。此时只要听到“嘭”的一声响，大家就会像离弦之箭，飞奔而出。如果这个时候，有哪位运动员不慌不忙地，迈着四方步走出来，那才让人忍俊不禁呢。只有在这种应激的状态下，运动员才有可能发挥人类体能的最大潜力，去一次次地刷新人类的速度极限，创造属于个人的伟大辉煌！

有人说，我们中的大多数人都不可能有机会站在正式比赛的跑道上，去体会刘翔的心情。那么，我再举个考试的例子吧，我们每个人一生中肯定会遇到大大小小的考试，你有没有发现这样一个现象，就是考试前几天，甚至是在考试即将开始的前几个小时、几分钟，往往记忆力是最好的，学习效率是最高的，那些平时繁琐的数学公式瞬间印刻在脑海中，那些拗口的古文诗句一下子变得过目不忘，我们称之为“临阵磨枪，不快也光”，其实，这都是人处在应激时的表现。

焦虑是人体的一种应激反应，积极的应激，可以调动机体的积极性，使人的能力有所增强，就像被打通了任督二脉，功力瞬间大涨，这样的状态有利于我们更好地应对遇到的局面，摆脱困境。正所谓“天将降大任于斯人也，必先苦其心志，劳其筋骨，饿其体肤，空乏其身，行拂乱其所为，所以动心忍性，增益其所不能”。

这里还有一个我曾遇到的真实故事。我的一位高中同学，学习成绩中等偏上，每次考前模拟考试，他都感觉很紧张，但是考试题目也都可以顺利做完。他暗自思忖：能不能有什么办法让自己不那么紧张呢？后来这位同学求助于一位做医生的亲戚，并从亲戚那里拿来了据称可以缓解紧张的药物——现在想来，可能是抗焦虑药物——服用后再去参加考试，果真感觉不那么紧张了，可是紧张感减弱的同时，问题也出现了，考试题目做不完了！

那么，为什么会出现这种情况呢？

其实，焦虑就像一把“双刃剑”，或者说像是一根橡皮筋，如果拉得太紧，它会断掉；如果拉得不够紧，它又无法发挥最大的张力。毫无焦虑感、紧张感会导致没有危机感，让人停滞不前，懈怠荒废，而过度的焦虑，则会引发一系列的心理生理变化，超过了正常的承受程度，那就变成了焦虑症。

《昭明文选》中曾收录有这样一首诗：“生年不满百，常怀千岁忧，昼短苦夜长，何不秉烛游？”希望我

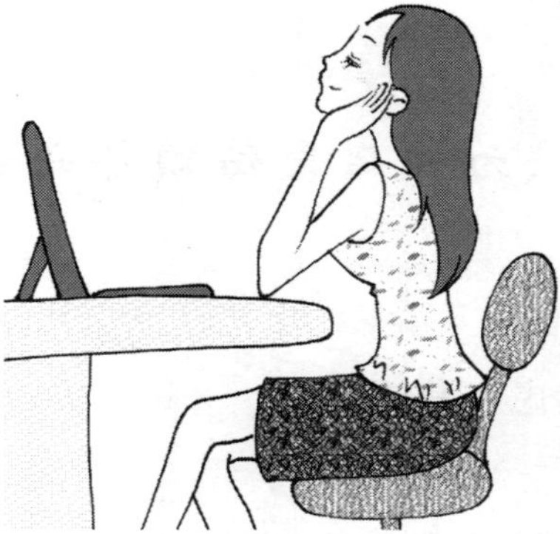

焦虑就像一把"双刃剑"

们大家能够从中受到启发，摆脱过分而不必要的担忧，从今天做起，"秉烛夜游"，将焦虑化作正性的应激，在一个又一个危机感中，将自己的事业推向一个又一个高峰！

焦虑就在你我身边，它并不是我们如影随形的梦魇，相反，掌控好焦虑，可令它是我们事业成功的利器！

（刘向欣）

三、为什么受伤的总是我

7. 焦虑与焦虑症状

从来不知紧张与压力滋味的人，在这世界上恐怕是凤毛麟角。在生活中我们难免会有焦虑的时候：作业没有及时完成，工作压力太大，人际关系不和谐，都会给我们带来焦虑的情绪，还会出现紧张、烦躁、忧心忡忡，并有心慌、手掌出汗、心跳加快等表现。对大多数人而言，这是一种正常的心理反应，并非病态，时过境迁后，症状自然消失。

焦虑是种极普遍的情绪感受，是每个人由小到老都会有的体验。所以说，焦虑不一定就是不正常的反应，其实适当的焦虑无须避免，适度的焦虑可以提高人的警觉水平，激活心理与生理功能，使人全身心地投入工作或战斗状态，取得佳绩。例如，原始人的吼叫、战前的动员报告、赛前的热身运动、考前的集体宣誓等，都可激起适度焦虑，起到唤醒功能的作用。因此，我们可以了解到不是所有的焦虑表现都是病态的，也不是所有会焦虑的人（世上恐怕找不到一个丝毫不会焦虑的人）都是有焦虑疾患的。焦虑是一种内心紧张不安，预感将要发生某种不利情况，而又难以应付的不愉快的情绪体验。正常的焦虑情绪是人类一种保护性行为，但过度、长久、莫名的焦虑和担心却会导致焦虑症。焦虑障碍是一类常见的精神疾病，它包括：广泛性焦虑障碍、惊恐发作、恐怖症、强迫症、应激相关障碍。其病因可能与多种因素有关，如遗传、免疫反应、应急能力、人格特征等。

普通人群中焦虑障碍患病率很高，美国报道其终生患病率约为28.8%，其中惊恐障碍终生患病率约为4.7%，广泛性焦虑约为5.7%，场所恐怖症约为6.7%，社交恐怖症约为13.3%，特殊恐怖症约为11.3%，强迫性障碍约为2.5%。焦虑症临床表现包括躯体症状、情感症状、行为表现，但焦虑患者通常首先去综合性医院的非专科门诊就诊，往往以躯体症状为主诉，而躯体症状的多种多样与严重程度，有时会掩盖焦虑障碍的其他症状，从而导致反复检查和误诊、误治。

8. 什么是焦虑症及其表现

首先说一下焦虑症的定义。焦虑是一种不愉快的、痛苦的情绪状态，同时伴有躯体方面的不舒服体验。焦虑症是一组以焦虑症状为主要临床相的情绪障碍，常见如下主要症状。

（1）情绪症状：表现为对未来可能发生的、难以预料的某种危险或不幸事件的经常担心。害怕性期待、易激惹、对噪声敏感、坐立不安、注意力下降、担心。如果患者不能明确意识到他担心的对象或内容,而只是一种提心吊胆、惶恐不安的强烈内心体验者,称为自由浮动性焦虑。但经常担心的也可能是某一两件非现实的威胁,或生活中可能发生于他自身或亲友的不幸事件。例如,担心子女出门发生车祸等。这类焦虑和烦恼其程度与现实很不相称者,称为担心的等待,是广泛焦虑的核心症状。这类患者常有恐慌的预感,终日心烦意乱,坐卧不宁,忧心忡忡,好像不幸即将降临在自己或亲人的头上。注意力难以集中,对其日常生活中的事物失去兴趣,以致学习和工作受到严重影响。

这类焦虑和烦恼有别于所谓"预期焦虑",如惊恐障碍患者对惊恐再次发作的担心,社交恐惧症患者对当众发言感到的困扰,反复洗手的强迫症患者对受到污染的恐惧,以及神经性厌食患者对体重剧增感到苦恼等。

警觉性增高,表现为惶恐,易惊吓,对外界刺激易出现惊跳反应;注意力难于集中;有时感到脑子一片空白;难以入睡和易惊醒;易激惹等。

需要解释的是,患者因注意力不集中而抱怨记忆力下降,但在焦虑障碍中并不存在真正的记忆力损害。如果发现其存在必须进行仔细的检查以排除器质性病变。焦虑障碍的特征性表现是反复担心,其内容包括对疾病的关注、他人安全的牵挂,以及社交焦虑。

(2)躯体症状

1)消化系统:口干、吞咽困难,有梗死感、食管内异物感、过度排气、肠蠕动增多或减少，胃部不适，恶心，腹痛，腹泻。

2)呼吸系统：胸部压迫感、吸气困难、气促和窒息感、过度呼吸。

3)心血管系统：心悸、心前区不适、心律失常。

4)泌尿生殖系统：尿频、尿急、勃起障碍、痛经、闭经。

5)神经系统：震颤、刺痛、耳鸣、眩晕、头痛、肌肉疼痛。

6)睡眠障碍：失眠、夜惊。

7)其他症状：抑郁、强迫思维、人格解体。

8)自主神经功能兴奋：多汗，面部发红或苍白等症状。

焦虑障碍的躯体症状来源于交感神经系统的过度活动和骨骼肌的紧张性增加。其具体症状较丰富，可根据各系统分门别类。如过度换气来源于吞咽空气；焦虑引起的吸气困难可与哮喘的呼气困难相鉴别；过度呼吸引起的一系列躯体症状。在神经系统的症状中，眩晕呈一种不稳感而非天旋地转。另外，有些患者反映有视力模糊，但体格检查发现视力正常。头痛常呈胀痛或紧缩感，多为双侧性，枕叶和额叶多见。疼痛也较常见，多在肩背部。

值得注意的是，患者常以躯体症状而非焦虑为主诉，而这些躯体症状同样也可由躯体疾病引起。因此，以上情况在鉴别诊断中必须充分考虑。

(3)运动症状：表现为搓手顿足，来回走动，紧张不安，不能静坐，可见眼睑、面肌或手指震颤，或患者自感战栗。有的患者双眉紧锁，面肌和肢体肌肉紧张、疼痛，或感到肌肉抽动，经常感到疲乏无力等。

有些焦虑症反应会因人而异，在一般正常的焦虑反应与焦虑症患者不同的是：焦虑症患者通常会过度反应事实，而采取比较强烈的方法来避开引起焦虑的源头。一般来说，病态焦虑的特点如下：①焦虑表现程度（强度、长度）超过情境刺激的程度许多。②焦虑的程度达到明显影响个人的生活、社交、工作、人际等功能。

（陈翠怡）

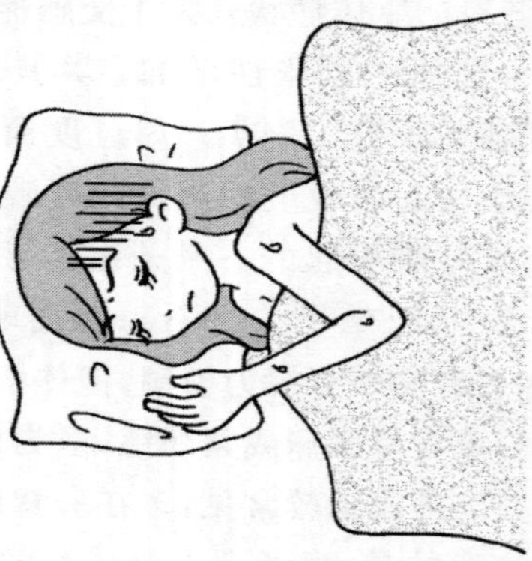

焦虑症的表现

四、月光光，心慌慌

【病例 1】 王阿姨性格开朗、身体健康，与邻里关系和睦，小家庭也经营得有滋有味，老伴儿体贴、儿子孝顺，一直是周围邻居艳羡不已的对象。但自从去年退休后王阿姨却陡然变了个样子，她变得很少到邻居家串门，经常嫌东家放的音乐太吵、西家晚上叮叮当当的声音影响了自己睡觉，总会无缘无故地感到提心吊胆、坐立不安，儿子、老伴儿不在身边的时候生怕他们出意外，一阵阵地心慌气短，手脚冒冷汗，有时还头昏、失眠，对声音特别敏感，儿子晚归时小心翼翼的开门声也会令王阿姨心跳加快；心情也变得阴晴不定，经常为小事向老伴儿发火，搞得老伴儿恨不得躲着她，生怕自己“多说一句话、多走一步路”惹了王阿姨。可儿子多次带王阿姨周转于内科各个科室求诊，做 B 超、心电图、胸片、抽血等检查，半年多时间跑下来，钱没少花，可医生硬是说没查出毛病。她却成了医院的常客，用她自己的话说，不去医院总觉得心里不踏实，王阿姨觉得自己得了绝症，无药可医了，经常哭哭啼啼，搞得老伴儿、儿子也觉得痛苦不堪，不知如何是好。

【病例 2】 26 岁的李女士是一家外企的白领，从业 3 年，工作一直顺风顺水，事业发展非常顺利，于半年前在同事的钦佩中荣升为业务主管，这得益于王女士工作的兢兢业业。李女士对工作可谓是尽职尽责，几乎每天都是最晚离开公司，下班前会把一天下来的每一个细节都梳理清楚，否则会觉得不放心。但长期下来，李女士年纪轻轻就开始失眠，经常不自主地总是想工作和生活中发生的事情，无法自控，自觉好烦恼，常常半夜不能成眠，而且睡眠很浅，一点点风吹草动就会醒来；经常失眠自然就影响到了白天的工作状态，她感到白天精力不足、易疲劳，而且变得很容易紧张，自己经常感到心慌慌的，每天早会布置工作的时候总觉得力不从心、面红耳赤、手脚冒汗；整天神经绷得紧紧的，还经常感觉头痛、头昏，很担心自己什么时候撑不住就晕过去。李女士也不知道自己出了什么问题，跑了几趟医院，压根就不知道自己该看哪个科，看了几个内科医生，做了几项检查都说结果没问题。

其实，王阿姨和李女士可能都是患了精神科常见的一种神经症（神经官能症）——广泛性焦虑，也就是老百姓平时说的“焦虑症”的一种类型。

9. 什么是广泛性焦虑

广泛性焦虑是以经常出现的、无明确对象或固定内容的紧张不安、提心吊胆等为特征，这种紧张不安与周围特定的环境没有关系，一般是由过度的担忧引起。典型的表现常常是对现实生活中的某些问题过分担心或烦恼。例如，担心自己或家人发生意外、过度担心经济问题、过分担心工作或自己的社会能力等，这种紧张不安、担心或烦恼与现实很不相称，使患者感到难以忍受，但又无法摆脱；常伴有心跳快、出汗、口干、手脚发抖等自主神经功能亢进表现，对外界声音过度敏感、对环境过分警惕，甚至搓手顿足、来回走动、不能静坐、肌肉紧张或抽动等。但这些问题在普通内科医生的眼里往往无法给予解释，因为大多数的检查手段都难以获得阳性的结果。

10. 为什么会患广泛性焦虑

广泛性焦虑的患病原因，可能与遗传素质、生化代谢异常、社会心理因素等多种方面的改变有关，如患者平时的性格特征、特殊的遗传素质、生活经历、负性生活事件等，都可能会诱发广泛性焦虑的发生。

(1)遗传因素：在广泛性焦虑中，遗传是一个重要的易患因素。据研究，在单卵双生子(MZ)中所有焦虑障碍的发病一致性较双卵双生子(DZ)高。但大多数的研究没有发现遗传在各个焦虑障碍的发病有差别，因此在广泛性焦虑障碍中遗传的具体作用并不清楚。但科学研究发现，广泛性焦虑障碍患者的亲属中本病的患病风险率远远高于亲属中无患病的人群，提示广泛性焦虑的发病跟遗传因素关系非常密切。

(2)童年经历：通常被认为是广泛性焦虑障碍的易患因素之一，然而目前尚无确切的证据。焦虑是儿童常见的情绪障碍，然而大多数的焦虑儿童能成长为健康人，但焦虑的成人并非都来自于焦虑的儿童。

(3)人格特征：焦虑性人格与广泛性焦虑发病相关，但其他的人格特征也可妨碍其对应激事件的有效应对。研究发现，易罹患广泛性焦虑的人，其病前性格特征表现为易紧张、担心、过分依赖者较多，约1/3广泛性焦虑障碍患者伴有人格障碍，最常见者为依赖型人格障碍。

(4)生化代谢异常：基于苯二氮䓬类常用于治疗广泛性焦虑障碍取得良好的效果，提示脑内苯二氮䓬受体系统异常可能为焦虑的生物学基础。苯二氮䓬受体的浓度以枕叶为最高，提示广泛性焦虑障碍可能有枕叶功能异常。一些脑功能显像研究发现，本病患者枕叶有异常存在。临床前和临床脑显像表明，各种类型焦虑和应激反应还涉及边缘叶、基底节和前额叶。非苯二氮䓬类抗焦虑药，丁螺环酮为5-HT1A激动药，治疗广泛性焦虑障碍有效，表明5-羟色胺系统对广泛性焦虑障碍发病有重要的作用。

11. 广泛性焦虑有哪些表现及诊治方法

(1)临床表现：通常来说，广泛性焦虑主要表现为对未来可能发生的、难以预料的某种危险或不幸的事件经常担心。像王阿姨这样，会表现为易激惹、对噪声敏感、坐立不安、注意力下降、担心。经常担心的也可能是某一两件非现实的威胁，或生活中可能发生于他自身或亲友的不幸事件。患者常有恐慌的预感，终日心烦意乱，坐卧不宁，忧心忡忡，好像不幸即将降临在自己或亲人的头上。注意力难以集中，对其日常生活中的事物失去兴趣，以致学习和工作受到严重影响。

患者还会表现为行为方面的改变，如表现为搓手顿足，来回走动，紧张不安，不能静坐，可见眼睑、面肌或手指震颤，或自感战栗。有的患者双眉紧锁，面肌和肢体肌肉紧张、疼痛、抽动，经常感到疲乏无力等。

其实除了心理、精神方面的表现以外，广泛性焦虑还可能会带来全身多个器官、系统的异常表现，包括：

消化系统：会表现为口干，吞咽困难，有梗死感，食管内异物感，过度排气，肠蠕动增多或减少，胃部不适，恶心，腹痛，腹泻等。

呼吸系统：患者会出现胸部压迫感，吸气困难，气促和窒息感，过度呼吸。

心血管系统：经常伴有心悸，心前区不适，心律失常，所以大部分病人可能会认为自己罹患了心脏疾病而反复就诊于心内科。

泌尿生殖系统：情绪紧张的时候常伴有尿频、尿急，男性出现勃起障碍，女性出现痛经、闭经等。

神经系统：大部分患者会出现四肢细微震颤、麻木、刺痛、耳鸣、眩晕、头痛、肌肉疼痛、多汗、面部发红或苍白等症状,眩晕呈一种不稳感而非天旋地转。另外,有些患者反映有视力模糊,但体格检查发现视力正常。头痛常呈胀痛或紧缩感,多为双侧性,枕叶和额叶多见。疼痛也较常见,多在肩背部。

睡眠障碍:可表现为入睡困难,睡眠不深,易醒,噩梦等。

其他症状:患者因长期的紧张不安,躯体不适,工作生活受到不同程度影响等因素,经常可伴有情绪低落,兴趣减退等其他精神症状。

如果出现类似上述情况,宜尽早就诊于精神科专科医生,以便尽早明确诊断,并予以相应、有效的治疗。临床工作中也不乏像王阿姨这样长年累月辗转于普通内科就诊,最后才转到精神科来的患者。

(2)诊断:广泛性焦虑的诊断跟其他精神科疾病一样,有严格的诊断标准,对精神科专科医生来说,广泛性焦虑的诊断并不难,必须要在症状标准、病程标准、严重程度标准和排除标准都符合的情况下,才能建立广泛性焦虑的诊断。

症状标准包括:①忧虑,如担心未来、感到"紧张不安"、注意力集中困难,经常过分担心,且有紧张不安、易激惹等。②运动紧张,易疲劳、睡眠不佳、不安、头痛、震颤、不能放松。③其他高警觉症状:如有出汗、心率加快、口干、胃不适、眩晕、头晕等症状者即可诊断该病。

病程标准:上述症状持续存在至少6个月以上。

严重程度标准：对患者的生活、工作造成严重影响，或患者感觉痛苦。

排除标准：要排除其他可能导致类似焦虑症候群的躯体疾病，如甲状腺功能亢进、心脏疾患等。

(3)治疗：一旦确诊了广泛性焦虑，一般即应该开始规范治疗。目前常用的治疗手段包括药物治疗、心理治疗、物理治疗等手段。

1)药物治疗：主要是使用抗焦虑药物对症治疗。目前一线的抗焦虑药物，主要是选择5-羟色胺再摄取抑制药(SSRIs)及其他的新型抗抑郁药，如文拉法辛、度洛西汀等，而传统的三环类抗抑郁药物虽然效果确切，但因毒副作用较大而不再作为临床一线用药。

2)心理治疗：包括认知行为治疗、放松治疗等，主要是使患者对疾病的本身、治疗、康复等有较好的认识，能有效地自我控制焦虑情绪等。

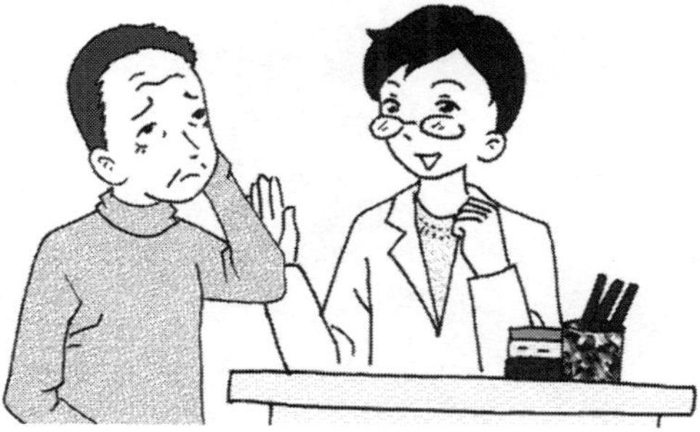

使患者对疾病的症状、治疗、康复等有较好的认识

物理治疗：常用的有生物反馈治疗、低频脉冲治疗等，可在一定程度上减轻患者的焦虑症状。

（姜美俊）

五、急诊室的"常客"

在医院急诊室里，经常可以见到一些患者因突发性心悸、呼吸困难和出现濒死感而被 120 送来抢救。但经医生检查，查无明显阳性病理结果，这类患者常常被医生诊断为自主神经功能紊乱或者心脏神经官能症。因长期未得到有效治疗，有些患者甚至失去工作和生活能力。我们先来看两个例子：

【案例 1】 28 岁的李先生平时身体健康，很少去医院看病。有一天睡到深夜 2 点钟左右醒来，突然感觉胸闷、呼吸急促、心跳、心慌，伴有全身冷汗，感到即将死去的感觉。妻子急忙叫救护车将其送往医院急救室。到院后，患者血压、心率等生命体征均无异常，心电图、胸片也未见异常，医生初步诊断为"自主神经功能紊乱"，开了一些药，让李先生回家。此后，李先生极度紧张，整天担心自己的身体毛病未被检查出来，先后到市内几家大医院心血管内科、神经科就诊，做了心脏彩超、动态心电图、动态血压、内分泌等各项检查，都没有异常发现。之后 2～3 月里，李先生 3 次发作，送院后均未发现器质性疾病。由于担心外出病情发作，李先生不敢上班，整天待在家里。

【案例 2】 去年 5 月份一个晚上，35 岁的黄小姐在上班时突然感到胸闷气急，心跳剧烈，好像心脏要从嘴里跳出来一样；全身出汗、发抖、极度恐惧，有一种即将窒息，甚至马上要死亡的感觉。她大喊大叫救命，同事急忙叫来救护车，送到医院急诊。可是经医生检查身体未发现问题。此后的一周内，她又有两次发作，医生只得将患者收入急诊室观察病房，进行24小时心电监护，结果一无所获。此后她害怕独自留在室内，怕独自外出，怕独自坐车，要求朋友、家人陪同，以防发病时无人救治。

也有的患者长期在内科，特别是心内科就诊，他们往往被诊断为冠心病、心绞痛。请看下面一个例子：

【案例3】 患者，男性，50岁。因"反复胸闷、胸痛、心悸、濒死感1年"入院。1年前因工作压力过大，开始出现上述症状发作，发作无明显规律，与劳累、运动无关，每次发作均很紧张，曾两次呼叫"120"，送往医院急诊，查心电图未见异常。症状持续0.5～1小时，逐渐缓解，拟诊为冠心病。半年前到某医院住院，住院给予冠状动脉造影，造影未见明显异常。入院后经过详细询问病史及体检，诊断：惊恐障碍。经抗焦虑药物治疗后症状缓解，服药3个月后，自行停药，症状再发作。继续再服用上述药物，症状被控制，未再发作。

12. 什么是惊恐障碍

惊恐障碍又称为惊恐症，是一种急性的焦虑性障碍，临床以反复发作呼吸急促、头晕、心悸、震颤、出汗、可伴有濒死感为特点。世界卫生组织的15个中心跨国协作研究报告显示，在综合性医院就诊病人中惊恐障碍占1.1%。根据美国精神卫生研究院流行病学规划区的调查(ECA)惊恐障碍的终生患病率是1.6%，女性明显高于男性。迄今对于本症的病因尚无统一、明确和公认的观点。

13. 惊恐障碍有什么表现

临床表现主要包括三个部分：

(1)惊恐发作：惊恐发作往往是突然发生，事先并无先兆，一般也与生活事件或精神刺激无明显关系。典型的表现是正在进行日常活动，如看书、写作、进食、开会、散步、走路、工作或操持家务时突然发生。当时往往突然感到严重心悸，似乎心脏要从口中跳出；胸痛、憋闷，胸前明显的压迫感；呼吸困难、喉头堵塞，有窒息或濒死感；也可以表现为过度换气等。同时出现严重的恐惧感，似乎即将死去或即将丧失理智；患者感到十分紧张，难以忍受，而惊叫、呼救；有的还可以伴有非真实感、人格解体的体验。出现这些躯体症状的同时，往往伴有自主神经系统功能过度兴奋的症状，如头晕、多汗、面部潮红或苍白、手脚麻木、胃肠道不适等。这种发作历时很短，一般为5～20分钟，很少有超过1小时的，随即自行缓解；或以打哈欠、排尿、入睡而结束发作。

(2)预期性焦虑:发作间期可以完全正常,但大多数患者常常会担心再次发作而表现为焦虑不安,也可以出现一些自主神经活动亢进的症状。

(3)回避性行为:由于惊恐发作给患者带来极度的恐怖,因此在发作间期有60%的患者由于担心发作时无法得到帮助,而主动回避一些场合,如不愿意单独出门,不愿意去人多的地方或乘车外出等。本症第一个高发年龄阶段均为15～24岁,第二个高发年龄阶段为45～54岁之间。

14. 惊恐障碍形成的原因

(1)遗传因素:较多资料表明遗传因素在焦虑障碍发生中的作用。临床上,在许多惊恐障碍患者的家族中,常有一些亲属有惊恐障碍及其他焦虑障碍病史。在焦虑障碍患者的亲友中患焦虑障碍者约为15%,而一般人群约为3%。惊恐障碍患者的亲属患惊恐障碍的危险性明显增加。

(2)生化因素:目前认为,惊恐障碍在生化方面与某些神经递质及神经内分泌功能紊乱有关。

(3)个体素质:不同的个体有着不同的神经类型。其中有的神经类型对于焦虑是易感的,表现为对外界的刺激较为敏感,反应强度较大,反应持续时间较长,反应恢复也较慢,易于出现焦虑和惊恐障碍。

(4)心理因素:心理认知因素在惊恐障碍中起重

要作用。从认知心理学角度,相关研究推断惊恐障碍患者存在认知功能缺陷。如果个体觉得能控制环境事件时,显示出的焦虑就会更少,而缺乏控制感时则容易诱发惊恐障碍。对身体感觉及威胁出现灾难性曲解时,容易使惊恐障碍发作。惊恐障碍可被外界刺激诱发,也可被体内的感觉、想法、想象等诱发。焦虑时常伴有注意狭窄、身体感觉增强,如当个体觉得心脏有问题时,会轻微心跳加快,个体会将这歪曲为“这是心脏病发作的前兆”,会觉得自己快死了,这又加强了个体的威胁感。认知扭曲和生理反应促使惊恐相互结合易导致恐障碍发作。

(5)社会环境因素:①童年创伤性事件。有研究显示,惊恐障碍的患者在既往的成长过程中存在有创伤性的经历,如儿童期有分离性焦虑、亲密人际关系的丧失、期望值的显著改变等使患者处于持续性压抑愤怒的状态,导致了后来的惊恐发作。②生活事件。惊恐障碍患者在起病前一段时间内所经历的生活事件,可能是本病的一个重要诱因,如与患者关系密切的亲友死亡或重病,自身健康的变化及居住环境的改变等,可使患者在主观上感到失去控制,导致无望和自我评价降低;但生活事件对惊恐障碍的诱发作用,不仅取决于这些事件的客观存在,更重要的是他们对患者的心理、情绪所造成的不良影响。

(6)人格特征及应对方式:目前普遍认为,神经症患者的发病存在一定的人格基础。惊恐障碍患者的人格也存在一定的倾向性。神经症患者存在不同程度的人格缺陷,其人格特征对应对过程认知和应对行为有影响。

(7)家庭环境与父母教养方式:目前认为父母教养方式,对个体心理发育有着极其重要的影响。家庭环境的融洽,父母的感情温暖,父母与子女之间的相互理解是子女心理正常发展的重要条件。国内外的研究显示:父母的养育方式对子女的人格发展、心理健康有着不可忽视的影响,不当的养育方式易使子女形成难以适应社会的不良人格特征。有的研究认为,焦虑症患者表现出对父母过度的依赖,以及父母更多地表现出对子女的挑剔、控制。虽然惊恐障碍患者的父母教养方式目前未见报道,但其发病有很大程度与其不良的父母教养方式有关,两者之间的关系有待于进行进一步科学研究。

(8)压力:压力包括实际发生的压力事件和错误判断引起的压力。当没有发泄渠道、没有掌控感、没有人情支持,同时事情也没有好转的迹象时,心理压力就会加剧。反复出现的挑战会反复激发个体的一阵阵警惕,到了一定时候,这种警惕性就恒常化了,使之随时保持这样的警惕,进入焦虑状态,使焦虑、恐惧更容易产生。其实,惊恐障碍的发生往往是心理因素和社会因素交互作用的结果,往往很难将两种因素分开判定。

15. 如何判断自己是否有惊恐障碍

如果你认为自己可能有惊恐障碍的表现,这个自我测定可以帮助你与医生就你个人的担心进行讨论。根据你的实际情况回答以下问题,带着填好的问卷去咨询医生或专业医疗人员。你的答案能帮助医生初步判断你是否存在惊恐障碍的症状。

(1)在过去的4周内,你是否有过焦虑发作(突然感觉恐慌)?

是　　　　否

(2)如果你回答“否”,请跳到问题(5)。

(3)这种情况以前发生过吗?

是　　　　否

(4)有些发作常常无明显诱因吗? 即在不应该感到紧张或不安时发作。

是　　　　否

(5)这些发作给你带来很多烦恼或者你担心再次发作吗?

是　　　　否

(6)你会经常回想既往发作的情形吗?

是　　　　否

(7)发作时你有呼吸急促吗?

是　　　　否

(8)发作时你感到心跳加快吗?

是　　　　否

(9)发作时是否觉得胸部疼痛或胸闷?

是　　　　否

(10)发作时是否汗多?

是　　　　否

(11)发作时有窒息感吗?

是　　　　　否

(12)发作时有恶心、腹部不适吗?

是　　　　　否

(13)发作时有头晕、站立不稳或要晕倒的感觉吗?

是　　　　　否

(14)发作时有无身体麻木或刺痛吗?

是　　　　　否

(15)发作时有濒死感吗?

是　　　　　否

16. 患有惊恐障碍怎么办

(1)药物治疗:许多抗抑郁药如三环类药物(TCAs)、单胺氧化酶抑制剂(MAOIs)及5-羟色胺再摄取抑制药(SSRIs)等对控制惊恐障碍都有明显的效果,坚持足量疗程用药,大约80%的病人可以阻止惊恐发作的再发生。

(2)心理治疗:用药物治疗控制惊恐发作之后,常需配合心理治疗,才能消除预期焦虑和恐怖性回避。

1)支持性心理治疗:主要是向患者讲明这是一种功能性的疾病,不会造成大脑的损害,更不是心脏或其他躯体疾病所导致的,本症是完全可以治愈的,不会遗留任何残疾等,以消除患者的紧张情绪和顾虑,使患者与医生密切配合,共同完成治疗计划。如果能够组织同类患者参加小组治疗，他们互相帮助，效果会更好。

2)认知行为疗法：发作间歇期有慢性过度换气，而在发作时出现急性过度换气的患者，在药物控制惊恐发作后，对患者进行呼吸行为的训练，教会患者调节呼吸频率，避免过度换气，这样可以使惊恐发作明显减少。暴露疗法：让患者通过默想，暴露于惊恐发作的躯体感受，以消除患者发作时对各种自主神经反应的恐怖。对有严重恐怖性回避性行为的患者，可以采取现场暴露，以使患者逐渐消除其恐怖。放松训练：可以按照从上而下的顺序，依次收缩和放松头部、上肢、胸腹部和下肢的肌肉，从而逐渐消除预期性焦虑。认知的重建：对患者发作时的躯体和情绪体验予以合理的解释，使患者明白这些体验是良性的，不会导致不良的后果。

事实上，这两种心理治疗在临床中经常是合并应用的。

不妨参考以下建议，对早日康复会有帮助：

(1)应充分认识到焦虑症不是器质性疾病，对人的生命没有直接威胁，因此病人不应有任何精神压力和心理负担。

(2)要树立战胜疾病的信心，患者应坚信自己所担心的事情是根本不存在的，经过适当的治疗，此病是完全可以治愈的。

(3)在医生的指导下学会调节情绪和自我控制，如心理松弛，转移注意力，排除杂念，以达到顺其自然，泰然处之的境界。

(4)学会正确处理各种应急事件的方法,增强心理防御能力。培养广泛的兴趣和爱好,使心情豁达开朗。

(陈翠怡)

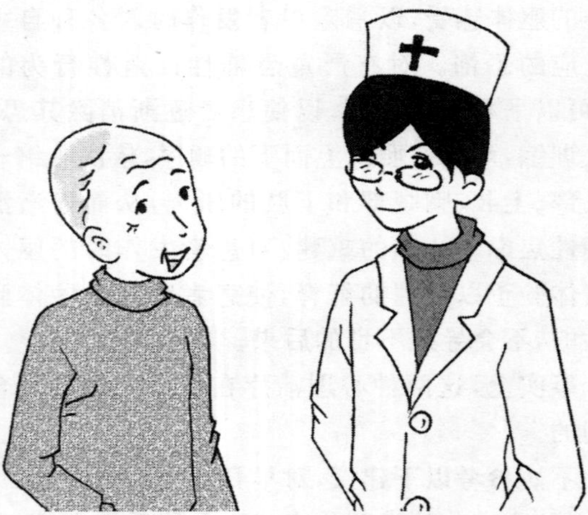

在医生的指导下学会调节
情绪和自我控制

六、爱你在心口难开

先来看两个例子：

【个案 1】 王先生，25 岁，平时的工作要经常与客户打交道，可他只要见到客户就会紧张，尤其是在应酬时。“应酬时我就不知道讲什么好。我不能像别人那样，随心所欲地谈话，一开口讲话我就脸红，结结巴巴的，尤其是不敢看对方的眼睛，还有手心出汗。我不会说话，不幽默，和我交谈让人感到无聊。”王先生说他从小就很害羞，小时候家里来客人，总是想办法躲起来，不敢打招呼。等到吃饭的时候，不得不见客人时，也总是尽量不开口说话，为此，父亲还说他没出息。上初中、高中时稍微好一点儿，但在集体场合还是不敢讲话。“除非大部分人我都很熟悉，一般的聚会、集体活动我都不参加。尤其是不敢和女孩子讲话，不敢看女孩子的眼睛，一开口讲话就脸红”。上大学后，他把大部分时间都用在学习上，其他同学都有很多活动，如跳舞和参加各种协会、社团，而他却总在读书。别人都夸他学习用功，成绩好，但他自己内心很痛苦，很想和人多交朋友，但又害怕。目前让王先生苦恼的是这种害怕与人交往的问题不仅仅影响到他的业绩，甚至可能因为恐惧社交而丢掉工作。

【个案 2】 张小姐，28 岁，会计。在同事、朋友眼里，张小姐自信，活泼开朗，乐于参加文艺表演，喜欢唱歌。其实在其内心深处，有一个存在很久的心理障碍——演讲恐惧。在公开发言的场合，她就会变得异常紧张。有一次上台演讲，因为忘记了讲稿，最后只能以草草几句收场。一遇到演讲的时候就害怕，并伴有心跳加速、手心出汗、呼吸急促等生理反应。两年前，曾经有一次提升的机会，但因为害怕在会上作竞聘发言，最终选择了放弃。她回忆这种害怕心理最初发生在她小学的时候，某次在朗读课文时念错一个字，引起全班哄堂大笑。此后又一次也是朗读课文，不知为什么，突然“卡壳”了，当时感到老师和同学们都用疑惑的目光看着自己，感到尴尬，却只能低着头，面红耳赤地坐下。从此，她不敢在课堂上回答老师提问，遇到需要公开发言的场合就选择逃避，但为此痛苦不堪，也感到自己的生活无望。

上面例子中的两个人物都有社交焦虑的问题。其实，现代的社会从某种程度上说是关系的社会。无法熟练地与他人打交道，无法在公众场合或在工作上表现自己，会严重影响一个人的事业，甚至会影响到自己的家庭生活。社交焦虑会让人难以建立和维持健康的社会关系，它会影响到社会关系的所有层面。上面两个例子中就可以看出，尽管王先生和张小姐都是聪明、有能力的人，但因为羞涩和社交焦虑严重影响到他们能力的发挥，从而成为他们事业前进的障碍。

17. 什么是社交焦虑症

社交焦虑症，又名社交恐惧症，属于焦虑障碍的一种，是最常见的精神障碍之一，有 4%～14%的人患有这种疾病，但由于患者很少寻求帮助，常为大家所忽略。多见于青少年期(13～19 岁)。它是一种对社交或公开场合感到强烈恐惧或焦虑的精神障碍。患者会明显并持续地对一种或多种社交情境感到焦虑或恐惧，并且对自己、他人及社交方面都抱有负面想法。他们经常感到在社交场合中被人注意，担心及在意自己的紧张症状会被人发现，令别人对自己的印象大打折扣，甚至被嘲笑或讥讽。他们会觉得所有人对周围的人都要求极高，而且会以社交表现评定个人的好坏。

18. 社交焦虑症有什么表现

在令患者害怕的社交场合中，患者往往一言不发，避免招来注意；面对别人时，也容易出现面红耳赤和颤抖。他们渐渐地逃避这些场合。但与性格孤僻不同，他们本身其实不喜欢这样，也知道自己是过度恐惧，但苦于无法控制，结果只能以逃避来解决。

实际或是预期在陌生人面前，或可能被别人仔细观察的社交或表演场合时，产生一种显著且持续的恐惧，害怕自己的行为或紧张的表现会出丑难堪。一般人或稍微害羞的人对参加聚会或公开场合的事多会感到轻微紧张，但并不会影响到正常的出息或表现，然而社交焦虑症患者会导致无法忍受的恐惧，有些患者甚至长期躲在家里不敢出门。

总结一下社交焦虑症的特征：

(1)明显而持续害怕一种或多种社交情境——必须与不熟悉的人相处，或可能被他人关注，害怕自己将因为行为失当或显露出焦虑症状而招致羞辱或困窘。

(2)身处于畏惧的社交情境时，几乎必然会引发焦虑的生理反应，如发抖、脸红、冒汗、心跳加速、心悸、轻微头痛、眩晕、胸闷或呼吸急促等。

(3)明白自己的害怕是过度或不合理的。

(4)预期性的或身处其中的社交焦虑及逃避行为，严重影响日常生活、工作、学习或社交，或对社交恐惧感到十分困扰。

19. 常见的社交焦虑情境

(1)在公开的场合表演，如演奏乐器、演讲、比赛、受测试等。

(2)在小组或会议上发言，怕让自己成为众人关注的焦点。

(3)在与别人有分歧的时候，要表达不同的意见、不认同或不满。

(4)参加或主持社交活动。

(5)在公开场合吃喝,在别人面前吃东西。

(6)在商店、办事处等场所与店员或职员交谈和交涉。

(7)在电话中与人交谈、与人约会、被介绍给他人认识。

20. 社交焦虑症患者心理的三个方面

可以从认知层面、生理层面和行为层面三个方面来进一步理解社交焦虑。

(1)认知层面(你的想法):在社交焦虑患者的思想里,觉得自己不被别人接纳。在社交场合中,他们对自己的评价十分苛刻,觉得自己毫不引起别人与自己接触的兴趣。他们怕别人的目光、注视和评价,总是害怕被人看轻。他们担心别人会看出自己紧张的表情或表现,因而认为自己不正常、有精神问题。对于别人,他们抱有负面的想法。他们认为别人是批判性的,会不留情地对人批评,而自己的表现总不能达到别人的要求。他们认为社交关系是有阶级性的,具有竞争性的。他们倾向于想支配别人,但同时又怀疑自己适应的能力。

他们常见的想法有:

1)我看起来十分愚蠢。

2)别人觉得我很沉闷乏味。

3)别人一定不喜欢我。

4)我无法融入其他人之中,显得格格不入。

5)大家都看得出我很紧张,怎么办。

6)我不敢做声,因为我说的话十分愚蠢,令人感到没兴趣。

7)我想离开现场,免得失礼于人前。

(2)生理层面(你身体的感受):在社交场合中,当社交焦虑症患者的脑海中充满了以上的负面想法时,身体会出现以下的焦虑症状:心跳加速、发热/发冷、头晕/头痛、脸红、呼吸急促、脚软、流汗、喉咙梗塞、肌肉紧张、手抖、窒息感、胃痛等。

(3)行为层面(你所做的):社交焦虑症患者感到犹如置身于危险的情境之中。面对危险,他们本能地想到逃避或是勉强忍耐着焦虑的状况。在这内心的挣扎当中,会出现以下行为表现:

1)变得口齿不清,说不出话来。

2)以笑容去掩饰紧张,避开别人的目光,怕别人看出自己焦躁的模样,但又表现得越来越紧张。

3)身体和手脚不由自主地移动,甚至可能站不稳。

4)设法逃避害怕的社交场合。有些人会在出席社交活动前服用镇静药物或喝酒,以此来壮胆。在出席社交活动中,他们躲在寂静的角落里,希望没有人会留意到自己;他们只勉强逗留一会儿便离开活动。与人接触时,他们避免开口或打开话题。平时,他们尽量不出席社交活动,避免选择一些会引起自己焦虑的工作或活动。

21. 社交焦虑症形成的原因

一般认为，社交焦虑障碍并不单纯由一种原因造成，而是某些因素共同作用的结果。

(1)遗传因素：心理学家发现，如果双生子其中之一患有社交焦虑症，另一个也同样易患社交焦虑症，这种相似性同卵双生子高于异卵双生子。事实上，社交焦虑症患者家庭成员中，患社交焦虑症的可能性是无社交焦虑症患者家庭成员的 3 倍，这几乎表明社交焦虑症似有“家族性”倾向。

(2)脑部传递物质失衡：科学家发现，社交焦虑症与患者的脑部传递物质失衡有密切关系。例如，负责调控情绪的 5-羟色胺在脑内浓度降低，或者另一种脑部传递物质多巴胺较正常人少，这些都可以使患者容易出现社交焦虑症。

(3)家庭环境因素：如果父亲、母亲或他们其中之一患有社交焦虑症，那么，他们的孩子很可能会通过观察父母亲如何应对社交环境而受其影响，即成为社交焦虑症患者。另外，本身性格害羞、胆小、容易退缩，被父母过度保护或控制、经常被人嘲笑、欺凌、拒绝的儿童也比较容易患此病。

(4)重要经历因素：对某些人来说，社交焦虑症始于社交过程中曾有过的一次经历，例如，有非常严重的在公众面前演讲恐惧的人，有时会回忆当初演讲时体验过的一种突如其来的焦虑症状的暴发。

国外曾有人研究社交焦虑症的发展历程为：

(习得性焦虑、遗传因素、父母的过度保护→儿时缺乏适应能力的锻炼)＋(父母的排斥或批评、令人难堪或耻辱的特殊经历→预期性的焦虑)＝社交回避

由此可见，父母在教育孩子过程中易犯的错误，可能增加孩子长大以后患社交焦虑的可能性。特别是中国传统的教育方式，不是无原则地溺爱孩子，就是由着大人的性子任意打骂(中国自古就有“不打不成材”的古训)。其实，孩子若在这样的教育环境下患了社交焦虑症，就是再聪明，又何谈成材呢？现在大家比较关注的素质教育及情商的培养，与重视及预防社交恐怖症的观点不谋而合。

22. 如何判断自己是否有社交焦虑症

如果你在上述社交情境中有类似的困扰，就要注意是否患了社交焦虑症，这里提供一些简单的筛查问题，此三题的分数加起来若达到 6 分，则说明患社交焦虑症的几率显著增加，最好是向精神科医生、心理治疗师或心理咨询师咨询。

社交焦虑症筛查问题：

(1)我最害怕当众出丑或看起来很笨拙的样子：

0. 没有　　1. 轻度　　2. 中度

3. 重度　　4. 极重度

(2)因为害怕自己会尴尬、出丑而避免做一些事

或与人说话：

0. 没有　1. 轻度　2. 中度
3. 重度　4. 极重度

(3)我会避免参加那些会让我成为注意焦点的活动：

0. 没有　1. 轻度　2. 中度
3. 重度　4. 极重度

(注：超过6分只是表示患社交焦虑症的几率较高，未必一定患病，确定诊断请向精神科医生求诊。)

23. 患有社交焦虑症怎么办

如果患有社交焦虑症，建议求助于专业人员，即精神科医生、心理治疗师和心理咨询师。当然，求诊这个行为本身对于社交焦虑症患者来说，就是一种社交情境，也是很多患者不愿就诊、耽误治疗的原因之一。但无论如何，专业人员的帮助是治疗这类疾病的最佳选择。

总的来说，社交焦虑症的治疗方法可分为两类：药物治疗和心理治疗。专业人员会根据患者的具体病情，建议患者接受药物或心理治疗，即双管齐下。

(1)药物治疗：前面提到社交焦虑症的形成与脑部传递物质的失衡有关，药物的作用就是调节脑部传递物质的浓度，使其恢复平衡，从而改善患者在社交情境中的焦虑症状。目前常用的药物是5-羟色胺再摄取抑制药，如帕罗西汀、舍曲林、氟西汀、西酞普兰等，这些药物的不良反应都比较少，服用一段时间后不良反应基本能耐受。

(2)心理治疗：认知行为治疗是目前常用的心理治疗方法，心理治疗师会先与患者建立相互信任的关系，通过面谈、分析和各种技巧，帮助患者纠正思想上的谬误，从而改变逃避行为和减低焦虑。在治疗过程中，患者会按治疗师与他共同制定的进程表，完成课后作业，练习如何逐步面对他所害怕的场面，改善处理的技巧，令他恢复身处这些场景时的信心(具体的治疗将在焦虑症的心理治疗章节中介绍)。

无论是采用药物治疗还是心理治疗，均需要一段较长的时间，患者应该坚持接受治疗，定期复诊，不要中途放弃。

(3)患者不妨参考以下建议，对早日康复会有帮助：

1)要开始积极地看待自己。可以把自己的长处列出来，再制定一些现实的能反映你这些长处的目标，开始时目标可以定得低一些，然后逐步提高。

2)停止对自己的消极评价，像“我是个笨蛋”或“我真没用”，当这样的想法出现时，马上对自己说“事实上我不是这样的”。

3)不要以“我害羞，我怕社交”为借口来逃避出席社交场合，应踏出第一步，鼓起勇气作出新尝试，才有机会克服害羞紧张。

4)做好尝试社交初期可能会遇到困难和挫折的心理准备，事先预备一些自我解围的技巧，如一些幽默自嘲的语言或一个尴尬的表情，只要你不怕失败，一旦适应下来，信心便会随之产生。

5)练习与人交谈，例如，在开会之前，和坐在身旁的人交谈，给电台热线节目的主持人打电话，尝试提一个或几个问题。

6)多与那些不会令你觉得焦虑不安的、比较可信的朋友相处。

7)坚持做放松训练。

8)坚持运动，如跑步、游泳、跳绳等，均有放松的作用。

9)保持充足的睡眠。

10)戒酒及不要滥用药物。

11)少饮含咖啡因的饮品。

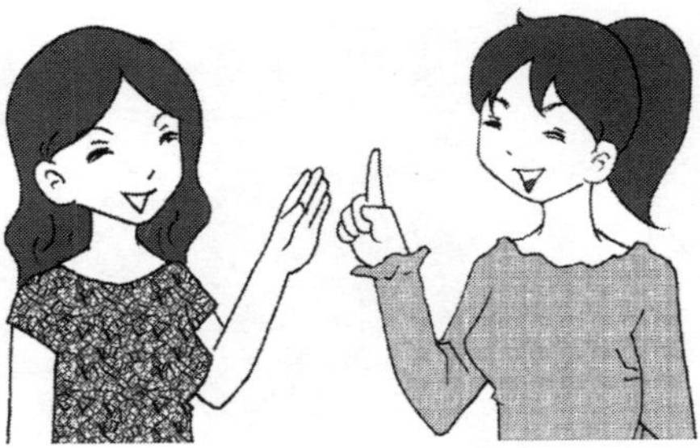

练习与人交谈

24. 怎样预防社交焦虑症

想要预防社交焦虑症，首先是提升自我信心，改善社交技巧，尤其是公开说话的技巧。现在，社会上有不少相关的社交课程及讲座，即使天生害羞内向的人也可以通过适当的训练，改善社交及说话技巧。要提升社交信心，最重要的一点就是要勇于参加社交场合，不逃避，只有在社交场合下锻炼，才能熟练掌握与人交往的技巧。如果不在实际的社交场合下锻炼，学再多的社交课程，听再多的社交讲座，那也是纸上谈兵，没有实际用处。

（唐　毅）

七、一朝被蛇咬，十年怕井绳

先来看两个例子：

【个案 1】 小田是家里的长子长孙，长相帅，学习成绩也好，从小很有优越感。小田父母也常在亲戚朋友面前毫不吝惜地夸奖他。小田在学校遵纪守规，认真听从老师指导，自认为是名好学生。去年 6 月参加中考，自觉平时成绩不错，考重点高中有把握。但考后实际分数与自己估分相差二十多分，以致重点高中落榜，只能出高价读高中。为此，小田心理受到极大挫伤，情绪十分低落，经常自责自怨，认为给父母造成巨大经济负担；对旁人说话声或微有响动十分敏感，常失眠、惊醒或噩梦不断。去年 8 月至今，时常出现胸闷、胸痛、喉咙被掐感、呼吸困难，去医院检查多次，各项生理指标均属正常，无既往病史及家族遗传史。

【个案 2】 王阿姨在镇上开了一家裁缝店，一共有 3 台缝纫机，雇了两个员工，生意还算不错。一天下午，她们正在做活，突然感到房屋剧烈摇动。意识到发生地震了，她们急忙跑出了房子，刹那间，整个房屋都倒塌了，她当时无法站立，只能趴在地上，眼看着周围的房屋相继倒塌，被吓得不知怎么办才好，只是感到天崩地裂。在地上趴了一会儿，剧烈的震动过去后，看到的世界完全变了。整个镇上叫声一片，有呼救的，有哭喊的……“全完了，全完了！”王阿姨叫喊着，在废墟中挖出了一台缝纫机，其他的东西都被死死地压在了废墟下。2个月过去了，这些情景还依然历历在目，让她一想起来就会不寒而栗。2个多月以来，王阿姨从没有睡过一个安稳觉，经常在夜里惊醒，噩梦不断。老公一翻身，床板一摇动，她就会惊醒并迅速跑出房间，以为又地震了。

以上两个例子中，小田与王阿姨都因生活中的应激事件而出现了明显的焦虑症状，下面就让我们具体来谈谈应激所致的焦虑障碍。

25. 什么是应激和应激反应

应激，在物理学上是一种压力与应力，在生物学上则是一种具有过强的不利刺激及对这种不利刺激所引起的一些心理、生理和行为的反应。应激源主要可归类为源于恋爱婚姻与家庭内部问题、源于学校与职业场所问题、源于社会生活变化与个人特殊遭遇三大方面。各种应激具体来源有哪些呢？首先，恋爱问题常常包括恋爱中争吵、单恋、失恋和遭抛弃等，而婚姻问题指包括夫妻间的种种纠纷事件，感情破裂导致离婚等，而与应激创伤最密切的更多是突如其来的严重的婚姻相关事件，如丧偶、配偶遭遇意外事故而致残等，这些事件在一定范围内均可能为应激相关焦虑的应激源。其次，学校、职业场所问题，主要包括学生学习负担过重，家长对孩子的学习要求过高，考试失败，甚至包括同学关系处理不当、对学校环境适应不良等，均可成为学生在学校遇到的应激源；而职业问题往往体现在工作环节与工作压力问题，如工作竞争压力过大，与同事或领导人际关系紧张，工作因出差错受批评处分、失业、下岗等常见的职业工作问题，都会成为应激障碍的应激源。另外，社会生活变化与个人特殊遭遇方面，主要包括天灾人祸，如地震、洪水、海啸、空难等，而个人特殊遭遇主要有意外致残，突如其来的不治之症，或者事业失败，被强奸、遗弃及虐待等。综上应激源的分类，分析上述两个病例我们发现第一个病例的应激，就是源于学校与职业场所的问题；第二个病例的应激则是来源于社会生活变化与个人特殊遭遇。

应激反应，就是当个体遭遇各种应激源，且超过一定刺激阈值后，可出现一系列生理、心理和行为的改变。可能表现为胸闷、心慌、呼吸困难、心率加快、血压增高、肌肉紧张、尿频、出汗等躯体性焦虑症状。情感表现可能为情绪不稳、易激惹、紧张恐惧、焦虑不安等精神性焦虑症状，严重者可出现认知障碍，往往表现为记忆力下降、注意力不集中等。如果这一系列表现超出一定强度或持续时间超过一定限度，并影响个体的生活、学习和社会工作时就可能构成应激相关障碍了，需要去医院请专科医生判断评估。

26. 如何评估应激程度

并非所有人遇到应激事件都会患上应激相关障碍，这还与应激事件对机体的应激程度有关。应激反应的程度既和外界刺激的强度有关，又与机体内部情况和其他外界环境因素相关。同时，还与机体对应激的耐受程度的强弱有关，如与既往生活经验、机体状态、社会支持等多种因素有关。当机体处于疲劳、饥饿、感染、孕期、分娩期或因手术、外伤等因素而削弱功能的状态下，其对应激的耐受性降低，应激程度就会增加。此外，个性在心理应激过程中也起到很重要的作用。内向、抑郁性格的人，往往与人保持一定距离，对人心存戒备，别人对他也就较冷淡和疏远。这种人懦弱、内向，在困难面前常感到无能为力，容易灰心丧气，对心理应激的承受能力较差，则应激程度较大。与之相反，有开放、乐观积极个性的人在面对应激源时，常采用更为积极的应对方式，对应激的耐受力较高。

27. 什么是应激相关焦虑、应激相关障碍及其类型

在谈及应激相关焦虑前，首先介绍与之密切相关的一个概念——应激相关障碍。应激相关障碍，旧称反应性精神障碍或心因性精神障碍，它是一组

主要由生活应激事件或社会(环境)因素引起的异常心理、生理反应所致的精神障碍。其分类主要包括三大类：急性应激障碍、创伤后应激障碍和适应障碍。下面简单地介绍一下应激相关障碍的各个类型，让我们更好地理解应激相关焦虑。

(1)急性应激障碍：又称急性心因性反应，强调是时间的“急”，主要是指在遭遇强烈精神刺激(如失恋、被打、亲人离丧等)之后数分钟至数小时就出现疾病的表现。急性应激障碍的发生与很多因素有关，其中与患者的境遇、生活事件、个性特点、文化背景及教育程度等因素密切相关。心理学家认为，个体易感性强、适应能力差、身体处于疲劳状态及年老体弱的人，更容易发生急性应激障碍。那么，在遭遇强烈精神刺激之后出现的急性应激障碍有哪些表现呢？①意识障碍，如意识范围变窄，不清楚何时何地何人物，说话缺乏条理，对周围事物反应变得迟钝，有些人还会感到自我的全部或部分似乎是不真实、遥远或虚假的，在这种复杂而痛苦的主观体验中，还会出现比较突出的身体改变的体验、缺乏情感反应、时间体验紊乱，以及身份异化感或自动感，即所谓“人格解体”。②情感障碍，如出现明显焦虑、惊恐、情感暴发，严重者甚至可以表现为，情感变得麻木、冷漠。③运动迟缓，如活动减少，不与人说话，发呆木僵，一动不动的。以上 3 个特点可以在同一人身上同时出现，也可表现为其中之一，大部分患者常常处于高度警惕状态，往往出现坐立不安，难以入眠等焦虑表现，此时出现的焦虑表现，我们通常称之为应激相关焦虑，但急性应激障碍中上述情况持续时间比较短暂，很多时候，一旦离开创伤性环境后，上述表现就可迅速减轻或消失，并且事后对之前发生的情况有的人可能会出现部分遗忘，有的人则会全部遗忘。

（2）创伤后应激障碍：也称延迟性心因性反应，它不同于急性应激障碍，它发生在遭受强烈的或灾难性精神创伤事件后的数日或半年内。当经历创伤事件后，对该事件往往表现为反复体验，不由自主地回想受打击的经历，反复在梦中出现受创伤的情形，并处于保持高度的警惕状态，往往对创伤性事件或相同或相似的情形回避，极力不去回想或思考与创伤经历相关的人和事，更不愿意去接触与创伤经历相关的事物。因此，创伤后应激障碍的病人除上述表现外，还往往表现为不愿意与人交往，对亲人也变得冷淡，严重者往往反复出现错觉、幻觉、妄想，甚至社会功能退化，对未来失去希望和信心。同时，因为有持续性的警觉增高，创伤应激障碍的患者往往还伴随一些严重的焦虑症状，如烦躁不安、心惊肉跳、坐立不安、过分担心害怕等焦虑表现。这种在创伤应激障碍中出现的焦虑症状，我们也称之为应激相关焦虑。

（3）适应障碍：是应激相关障碍的第三种类型。顾名思义，适应障碍核心问题与适应特点有关，指具有人格缺陷，适应能力差等特点的人，遇到了应激性生活事件（如生活环境或家庭变迁、人际关系恶化、学业受挫、职业生涯陷入困境等）后，出现了反应性情感障碍、适应不良的行为表现和社会功能障碍。适应障碍的主要特点有以下几点：①有明显的生活事件作为诱发因素。②适应障碍的人往往具有易感个性，常见的有对社会适应能力差，胆小害怕等特点。③情感障碍表现，主要有心情压抑、缺乏愉悦感，焦虑不安，担心害怕等表现形式。另外，还出现一些退缩、不注意卫生、生活缺乏规律等适应不良的行为。虽然同样属于应激相关障碍的范畴，但它与前两者在发生的时间上是不同的，适应障碍往往是开始于社会心理刺激发生后的 1 个月内，持续存在超过 1 个月，但整个过程一般不超过半年。适应障碍最大的特点主要是，一旦适应不良的事件消失或者对其适应后，上述表现逐渐随之改善或消失。但当适应过后若再次遇到新的适应不良事件后，上述表现又可再次重复出现。

从上面应激相关障碍的 3 个类型中，可以看出应激相关障碍可能会有焦虑、抑郁、幻觉、妄想等多种临床表现形式，而当临床主要表现为烦躁不安、紧张恐惧、闪回、心慌、胸闷等焦虑症状时，则称为应激相关焦虑。上例中的小田和王阿姨就是以焦虑症状为主要临床症状。应激相关焦虑的人往往有一定的易感个性，如易紧张、焦虑，对困难估计过分，有不安全感，自信心不足等特点。在易感个性的基础上，遭遇了应激性生活事件，出现反应性焦虑障碍和适应不良的行为表现。

28. 应激相关焦虑是如何形成的

一般认为，应激相关焦虑并不单纯由一种原因造成，而是多因素共同作用的结果。

(1)遗传因素：心理学家研究发现，创伤后应激障碍患者单卵双生子的同病率比异卵双生子的高。也有研究发现，创伤后应激障碍的发病有家庭聚集趋势，创伤后应激障碍的后代发病危险较一般人群增加 50％，患者一级亲属中有较高的精神疾病发病率，以心境障碍、焦虑症最为常见。

(2)脑内神经传递物质失衡：科学家发现，人类的应激相关焦虑与脑内神经传递物质失衡密切相关。如研究表明，人类对创作性事件的记忆与 γ-氨基丁酸功能下降有关。

(3)脑结构与功能改变：影像学研究者发现，很多应激相关障碍的疾病患者脑结构和功能在一定程度发生了改变。如脑内的海马结构缩小，脑干、双侧岛叶、右侧豆状核等脑部位的血液流动明显减弱，脑内一些结构代谢也明显处于抑制状态。

(4)家庭、社会心理因素：心理学家发现，童年早期创伤，如受虐待、受歧视、被遗弃、遭强奸等，均可使应激相关障碍的疾病发病率增高。

29. 患有应激相关焦虑怎么办

如果你遇到不利的应激事件，出现了上述类似的症状，甚至影响个人社会功能，就请注意是否患有应激相关焦虑了。如果要明确诊断应激相关焦虑，需求助于专业人员，即精神科医生、心理治疗师和心理咨询师。专业人员的帮助是治疗这类疾病的最佳选择。

关于应激相关焦虑及应激相关障碍的治疗方法，主要分为三大类：环境治疗、药物治疗和心理治疗。专业人员会根据患者的具体病情，选择合适的治疗方式。

（1）环境治疗：是应激相关障碍的主要治疗之一，应尽可能去除精神因素或脱离引起精神创伤的环境，转移或消除应激源。通过疏泄、鼓励、指导等帮助病人认识疾病，配合治疗，提高适应能力。

（2）药物治疗：对焦虑、恐惧不安者，可使用帕罗西汀、文拉法辛、度洛西汀、罗拉、阿普唑仑等抗焦虑药；对抑郁症状突出者，可选用丙咪嗪、氟西汀、米氮平、曲唑酮等抗抑郁药；对有妄想、幻觉、兴奋激动者可应用抗精神病药，如氯丙嗪、氟哌啶醇、利培酮、奥氮平等，症状消失后可继续服药数周以巩固治疗效果。目前这些药物不良反应较少，但服药一段时间后应注意定期复查血常规、肝肾功能等，根据症状变化及检查结果及时进行药物调整。

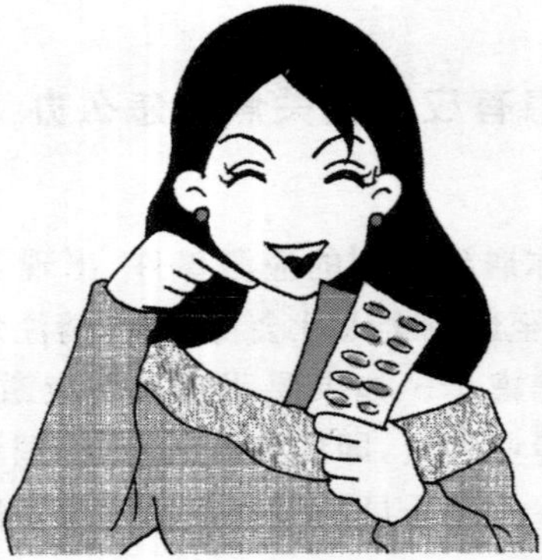

使用药物治疗

(3)支持性心理治疗:通过集体宣传与个别治疗,针对病人的生活事件、心理冲突、性格特征与挫折带来的不良心理,倡导积极的应对方法,开展自救、互救的心理支持,共同寻找摆脱心理危机的出路,达到重新适应生活、回归社会和促进精神健康的目的(具体的治疗将在第九章焦虑症的心理治疗章节中介绍)。

总之,不管是哪种方式的治疗,最重要的是坚持一定的治疗疗程。同时最好能在药物治疗的基础上,结合环境治疗和心理治疗,通过综合系统的治疗可使疗效更优,康复更快,也能在一定程度上减少疾病复发的可能性。

(郑会蓉)

八、洗涮涮，洗涮涮

【个案 1】 小芳在一家医院当护士。8 个月前，姨妈患癌症去世，她非常伤心。此后，小芳总担心在医院上班会被传染上癌细胞而患癌症。每次下班后，总是反复地洗手十多次。回到家，需换掉所有的衣服和鞋袜，“避免把癌细胞带回家”。尽管科里的医生告诉她，癌症并不是通过传染致病的，但小芳就是不放心。后来发展到在医院不坐别人坐过的椅子，别人不小心碰到了她，她就会不停地洗手，直到认为洗干净为止。甚至每天洗手 3～4 个小时，手都被洗破了，每天如此“清洁”花去了小芳大量的时间，使她疲惫不堪，严重影响了工作。科主任严厉地批评她，老公也怨声载道，小芳感到很委屈，但就是控制不住自己。

【个案 2】 在大学的最后一年，学财会的小陈发现自己要花越来越多的时间完成功课，每次做完作业，他总是要反复检查，直到自己满意为止。毕业后到了一家银行工作，同事很快发现一般可以 2～3 小时完成的帐，小陈却需 1～2 天完成。因为他总是担心帐没有做对，反复地检查。不仅是在工作上，小陈出门时反复检查门窗是否关好，2 个小时都出不了门，为此就整日不出门。寄信时反复检查信的内容，看是否写错了字，花去了大量的时间。单位领导只好让他回家“休息”。

其实，以上两位都患上一种叫强迫症的心理疾病。

30. 什么是强迫症

在谈强迫症之前，先谈一下强迫现象：几乎所有的人可能都经历过强迫现象：例如，有时会有一首歌老在脑海里响起，或者出门后总在担心屋门是否忘记锁好，煤气是不是没关，甚至会因此回家检查。儿童、少年也会出现强迫现象，如儿童在马路上行走时，走 4 步必须跳 1 步才能继续向前走等。可以说人人都可能会有强迫现象，但如果这种强迫现象程度轻微，持续时间短，不引起严重焦虑等情绪障碍，不影响生活和工作，就是一种正常的表现。

强迫症是焦虑障碍的一种特殊类型，是一组以强迫症状为主要临床表现的神经症。强迫症状多样，主要表现为强迫思维和或强迫行为。强迫思维是指反复出现在患者脑海里的某些想法、冲动、情绪等，患者能认识到这些是没有现实意义、不必要的，很想摆脱，但又摆脱不了，因而十分苦恼。患者为减轻强迫思维引起的焦虑，会表现出相应的强迫行为。如反复检查，不断地洗手。患者明知很可笑，但不做又担心。如此折腾，耗费了大量时间和精力，严重影响了学习、生活和工作。强迫症持续时间长，发生次数频繁，自知不合理却又无法摆脱，给自身带来严重的痛苦。

强迫症在临床上并不少见，美国的一项调查显示：强迫症患病率大约为 1%，1982 年我国曾经做过一次 12 个地区的调查，结果显示：强迫症的患病率为 0.3‰。实际上，这个数字远远低于实际的患病率。结合临床实践，估计我国的强迫症患者有 500 万～1 000 万，患病率为 5‰～10‰。80%的强迫症在 25 岁以前发病，男性比女性多。

31. 为什么会患强迫症

目前，强迫症病因尚不明确，对于强迫症的发病机制有多种解释。巴甫洛夫学派认为，在强烈情感体验影响下，大脑皮质兴奋或抑制过程中，过度紧张或相互冲突形成孤立的病理惰性兴奋灶，是强迫观念的病理生理基础；心理动力学派认为，强迫症状来源于被压抑的攻击性冲动或性欲望；还有人用学习理论解释强迫观念是，激发焦虑的刺激与该观念间建立条件联系的结果；还有研究认为，扣带回活动过度可能与强迫症的发生有关，但尚缺少扣带回的结构或功能改变的直接证据；另一些研究表明，强迫症患者的神经－内分泌系统功能紊乱，造成神经递质失衡，从而出现各种强迫症状。我们的大脑之所以能够实现各种生理功能，主要是通过各种不同神经递质的传递来实现，神经递质就好比是邮递员，不同的邮递员传递不同的信息，发挥着各种不同的生理功能。研究发现，强迫症患者体内往往会有 5-羟色胺、多巴胺及中枢谷氨酸能神经元功能障碍，而抗强迫药可使失衡的神经递质趋向正常，从而使强迫症状改善。

还有研究认为，强迫症与遗传及患者的个性特点紧密相关，如强迫性人格特征是胆小怕事，谨小慎微，优柔寡断，严肃古板，办事井井有条，力求一丝不苟，注重细节，酷爱清洁等，具备这些不良个性基础易患强迫症。临床上也观察到，约 2/3 的强迫症患者在发病前存在有强迫性人格。家系调查发现，患者的父母中有 5%～7%的人患有强迫症或其他精神障碍，远远较普通人群高。由于人格特征主要受遗传的影响，而人格特征又在强迫症的发病中起一定作用，因此也说明强迫症与遗传有关。此外，上海调查资料发现，35%的强迫症患者在得病前有精神因素，强烈或持久的精神因素作用及强烈的情绪体验的影响往往是此病发生的直接原因。凡能造成长期思想紧张、焦虑不安的社会心理因素或带来沉重精神打击的意外事故，也是强迫症的诱发因素。虽然这些解释不同，但现有研究表明，遗传因素、神经内分泌、脑功能改变、强迫人格特征及心理社会因素在强迫症发病中都起着重要作用。

32. 强迫症都有哪些表现

具体到强迫症患者身上，可能强迫症状会有所差异，就是同一位患者在不同的发病阶段症状也会不一样，但有一点是不变的，那就是强迫症状大致可分为两大类：强迫行为和强迫思维。了解强迫症的症状，可以很好地预防强迫症，也能够帮助及时发现强迫症的病情。下面就从强迫行为类和强迫思维类两大方面，来详细介绍强迫症有什么症状。

（1）强迫行为：强迫行为症状主要包括强迫检查、强迫计数、强迫洗涤、强迫仪式动作等，以下做详细介绍：

1）强迫检查：患者对明知已做好的事情不放心，反复检查。这是患者为减轻强迫怀疑引起的焦虑不安而采取的措施，如出门时反复检查门窗是否关好，寄信时反复检查信中的内容，看是否写错了字等。

2）强迫计数：患者见到某些具体对象就不可控制地做一定次数的某个动作。

3）强迫洗涤：反复多次洗手或洗物件，明知已洗干净，却不能自制而非洗不可。常见有强迫洗手、洗衣等。如有位医院挂号员，她认为接触一些肿瘤病人的门诊卡可以“传染”到肿瘤，如她的手再接触到家门把手，则认为会间接传染给自己家人。于是，每次下班回家总是喊家人开门，她则高举双手进入，然后反复洗手，内、外衣服全部换洗，直到深更半夜才吃点夜餐就寝。

4）强迫仪式动作：在日常活动之前，先要做一套有一定程序的动作。做事要求按一定的顺序，如出门必须先迈左脚，否则就不吉利；看书时，需反复地看和写。患者明知很可笑，但不做又担心；总是做一些具有象征性福祸凶吉的固定动作，试图以此来减轻或防止强迫观念所引起的焦虑不安，如以手拍胸部，以示可逢凶化吉等。

(2)强迫思维：也叫强迫观念，表现为反复而持久的观念、思想、印象或冲动念头。力图摆脱，但为摆脱不了而紧张烦恼、心烦意乱和出现一些躯体症状。强迫思维类症状主要包括：强迫回忆、强迫疑虑、强迫联想、强迫对立思维和强迫性穷思竭虑等。以下做详细介绍：

1)强迫性怀疑：患者对已完成的事情总是放心不下，要反复多次检查确实无误后才能放下心来。如怀疑是否关好门窗，准备投寄的信是否已写好地址，煤气是否已关好等，在怀疑的同时常伴有明显的焦虑。

2)强迫性回忆：患者对过去的经历、往事等反复回忆，虽知毫无实际意义，但总是反复回萦于脑中，无法摆脱，因而感到厌烦至极；反复回忆曾经做过的无关紧要的事，虽明知无任何意义，却不能克制，总反复回忆不可；如脑海里反复不断地出现某一件事、某一句或某一段歌曲。

3)强迫联想：当患者听到、见到或想到某一事物时，就不由自主地联想起一些令人不愉快或不祥的情景，如见到有人抽烟就想到火灾；有的想到、听到、看到一个词时，会不由自主地想到另一个词。

4)强迫性穷思竭虑：患者对一些毫无现实意义的问题，总是无休止地思考下去，尽管患者的逻辑推理正常，自知力也完整，也知道没有必要深究，但无法克制。如天为什么要下雨，人为什么要吃饭，地球为什么是圆的等；反复想1加1为什么会等于2，而不等于3；有的反复担心是否会说错话、做错事，因此反复地检查。

5)强迫意向：患者在出现某种正常心理时，常出现相反的违背自己内心的意愿，虽然这种相反的意愿十分强烈，但从不会付诸行动。如过马路时，想到冲向正在驶过的汽车；走到高处，有一种往下跳的内心冲动；抱着自己心爱的孩子，想往地上扔。

33. 得了强迫症该怎样治疗

以上从强迫行为类和强迫思维类两大方面，详细介绍了强迫症的常见症状。那么，强迫症要怎么治疗呢？强迫症的治疗可采用药物治疗和心理治疗相结合的方法，药物治疗目前主要选用三环类抗抑郁剂及5-羟色胺再摄取抑制药治疗。心理治疗有森田疗法、认知行为治疗、暴露结合反应预防法等。强迫症在临床工作中是一个难点，也是一个重点。虽然从精神疾病的分类中看，强迫症是神经症的一种，属于较轻的精神疾病，但实际上，强迫症的治疗比抑郁症、焦虑症都要困难一些，症状改善可能比较慢，服药剂量一般也偏大。如果得不到及时、正确的诊断和治疗，会严重影响患者正常的生活和工作，给患者及其家庭都带来巨大的痛苦和负担。因患强迫症而造成无法工作的患者并不少见，因此我们要高度重视强迫症的治疗。

34. 强迫症的药物治疗

虽然强迫症的发病原因至今尚不明确，但目前研究表明，患者脑内神经递质失衡是造成其发病的重要原因。包括：①5-羟色胺功能低下。②多巴胺功能障碍。③Sigma-1受体不足。④谷氨酸含量升高等。抗强迫药物就是针对这几个环节，发挥作用来治疗强迫症的。

治疗强迫症主要是选用一些抗抑郁的药物，但在用法和用量上与治疗抑郁症略有不同。氯米帕明是比较经典的治疗强迫症药物，但由于氯米帕明不良反应比较大，目前临床上有更加安全的药物可以选择，故一般不作为首选治疗药物。现首选用于治疗强迫症的包括有氟西汀、帕罗西汀、氟伏沙明或舍曲林等，效果基本与氯米帕明相当，且不良反应较少。此外，对伴有严重焦虑情绪者可合并苯二氮䓬类药物；对难治性强迫症，可合用卡巴咪嗪（卡马西平）或丙戊酸钠等心境稳定药或小剂量抗精神病药物，可能会取得一定疗效。目前的抗强迫药物都是抗抑郁药，而抗抑郁药物往往也可以治疗焦虑，有些抗精神病药也可以治疗抑郁症、强迫症，因为这些药物都可以作用于大脑的5-羟色胺、多巴胺等多种神经递质，而这些神经递质与强迫症、抑郁症、焦虑症的发生均有着密切的关系。这样一说可能大家就好理解，为什么抗抑郁药可以治疗强迫症，抗精神病药也可以用来治疗强迫症了。就目前的现状来看，抗强迫药物对治疗强迫症，特别是强迫行为有着良好的疗效。

抗强迫的药物治疗需遵循以下原则：

(1)长期原则：足量抗强迫药物治疗至少要 3～6 个月，有些病人则需要更长的时间才能视为 1 个疗程结束，才能进行疗效评估。不能服用 1～2 个月就评估疗效，决定换药。因为强迫症的治疗起效比较慢，和抑郁症不同，抑郁症服药 2 个月就可以评估疗效，调整治疗方案了，强迫症至少要 3～6 个月才行。

(2)足量原则：抗强迫药物治疗的剂量一般都比较大，有时甚至是说明书上所说的最高剂量。这是因为低剂量治疗疗效往往很不好，因此要应用较大剂量。当然，每一位患者情况不同，用药剂量要通过具体分析来确定，但是一般来说，抗强迫治疗的药物剂量是偏大的。

(3)维持时间要长：最大剂量的抗强迫药物取得较好疗效时，一般建议维持这个剂量 6～12 个月，再考虑减量维持 2～3 年。

35. 强迫症的森田疗法

目前临床研究认为，森田疗法治疗强迫症，尤其是强迫思维效果较好。那么，什么是森田疗法呢？

它治疗强迫症又有哪些优势呢？在下面的内容里我们会详细介绍一下，森田疗法是怎么治疗强迫症的。

（1）什么东西在追逼着你，使你忙忙碌碌，步履匆匆。森田疗法的核心理念是“顺应自然，为所当为”。强迫症患者是属于生性忧郁、认真固执的内向型性格的人。存在于这些人身上的共同点是所谓的神经质性格，不善于对外、患得患失、为人做事极端认真、凡事内向、执著心强。正因为如此，性格倔强好胜，非常在意别人对自己的评价。另外，感受性敏锐，对内动辄自咎，对外则反应过分敏感。“顺应自然”其实是一句涵义很深的话，在我们凡事认真相待而不辞劳苦的内心深处，还隐藏着这样一种心情：“渴望别人称赞自己”，“希望受到同事和他人的尊敬”，“总想让每个人都认为我是一个好人”。因而，竭力掩饰自己身上的弱点和缺点，只将自己身上压上一副“理应如此”的自我防卫的精神重担。其结果，精神上的紧张积淀下来，终以身心不调的症状表现出来。在现今竞争激烈的社会中，有相当多的斗士为这种神经症而感到苦恼。而且，神经症的一个特点就是本人往往并不觉察。即便自以为了解自己性格的人，也很难做到客观地、毫不掩饰地认识自己。而森田疗法是首先帮患者解除自我防卫的思想重负，真正地认识自己。

（2）森田疗法的治疗理论

1）森田疗法中的强迫症病理机制：一是过分在意使症状（如不能控制地注意书桌上的东西）固定。本来人每天都会有各种各样的想法和行为，但一般时候人不以为意，随时间流逝自然而然忘记了，例如，学生注意一下书桌上的东西本来很平常，可是这名学生怕耽误学习，一点都不想让自己分心，所以就警告自己“可别再注意桌上的东西了”，结果就把这一本来很平常的思维给固定了。二是精神拮抗作用使症状增强，于是越想忘，越忘不了，越不想让自己分心，越是偏偏想到书桌上的东西，陷入恶性循环之中。

2)分析症状对学习的影响：其一，强迫观念的分心必然影响学习效果，但这种影响还很有限。其二，真正危害学习的是强迫症带来的情绪上的烦恼，因为分心使得心烦意乱，看着别的同学都在“专心”学习(其实未必)更是心中暗暗着急，而且常这样假设：假如我没有强迫症，我的学习会非常优秀，等症状好了我再学习吧等，这种情绪上的烦恼使自己根本无法学习。其实每个人都有影响自己学习的阻力存在，谁也不会有什么完美的学习状态。

3)顺其自然：第一，从上述理论得出结论：对症状的控制和反抗都是无效的，只有顺其自然才能使症状回归自然状态、逐渐淡化，症状就像一只跳着的皮球，你越拍它蹦得越高，只有你不理会它了，它自然而然会越蹦越低，最后完全安静下来，症状消失。所以，当症状出现时应该是心平气和接受的态度，既来之则安之，不把症状当敌人排斥，而是把症状当朋友接待，这样就开始让症状回归自然状态的良性循环。第二，更重要的一点是：当心平气和时，情绪安定，上述症状对学习的不良影响就可以消除了。

4)为所当为，带着症状去学习：当症状出现时，心平气和，然后转移注意力到学习上，再次分心时就再次重复这一过程。同时，因为带着症状学习使得内心有了成就感，发现又能学习了，这样会更增加学习和调节症状的信心，进入症状缓解的良性循环。

5)无为而为的治愈标准：好多患强迫症的人都很关心“什么时候才能恢复正常”的问题，其实如果对症状的排斥和不接纳本身就又在强化症状，所以真正的治愈是指：任何时候都能与症状和平相处，成为朋友，即使它一直跟着自己也一点都不讨厌它，不能引起自己烦恼的“症状”本身已经不能称为症状了！“无为而为”，只有不苛求结果，才能最终达到症状的彻底消失！

(3)森田疗法的优势所在：森田疗法最重要的是自己实践，像过去那样努力学习与工作，但与过去的努力不同，森田疗法强调的是全心全意地行动，是把自己的努力引向可控制的“行为”。区分哪些是可以控制的，哪些是不能控制的。我们的情绪、症状、自己对自己的看法、我们的性格，别人的看法是不可以控制的，而所幸的是我们的行为完全是受自身控制的，不论在任何情况下，都能自主地控制我们的所作所为，并应对自己的作为负责。这是森田疗法中的实践与一般的学习生活实践最大不同之处。下面说说森田疗法的具体实践过程：

1)全心全意地做，把所谓症状放在一边。而不是为治好“病”而实践。

2)做当做之事。当恐惧袭来的时候什么也不做，既不重复思考来消除它，也不重复动作，也不默念口诀“什么也不做”。而是着手做该做的事情，包括工作、学习、娱乐、睡眠等。这实际上是最简单原始的一种状态，是不需任何努力的状态，是一种放松的状态，也就是森田疗法中所说的“为所当为”。

3)增加一些需要动手的工作，如做饭、洗衣、家务劳动等。

4)严格一下自己的作息时间，虽然不可能绝对严格地坚持，但随着时间推移，人就会逐渐适应这种作息习惯。

5)边实践边阅读森田疗法书籍，认识与实践相结合。同时，最重要的是培养做什么事都迅速着手的行为方式。包括读书、工作、起床、运动等。这是极其重要的一点。从这里可以逐渐培养行动为主轴的生活方式。

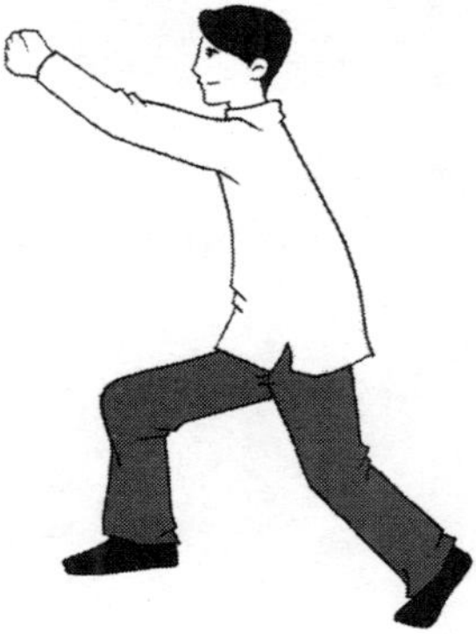

培养做什么事都迅速着手
的行为方式

6)究竟症状能否完全消失：大家想如果症状像眼镜那样虽然存在，但却不再留意，这和正常有什么区别呢？我们得了强迫症，就好像得了近视眼，我们不得不带上症状这幅眼镜。以前觉得症状是绊脚石，现在觉得症状像眼镜，有人觉得眼镜是不必要的么？

九、快刀斩乱麻

其实焦虑症不是什么特别的疑难杂症，而是精神科最常见的病种之一，在经过精神科正规、系统的治疗后，大部分患者可望获得良好的疗效，恢复正常的生活和工作。一旦出现上述章节中讲到的问题，建议大家尽早就诊于精神科专科医生，以进一步明确诊断，并予以相应、有效的治疗。

焦虑症的治疗，临床上一般包括药物治疗和心理治疗，同时还可联合必要的物理治疗手段，在治疗初期较快地帮助患者减轻症状、减少痛苦，起到辅助治疗的作用。

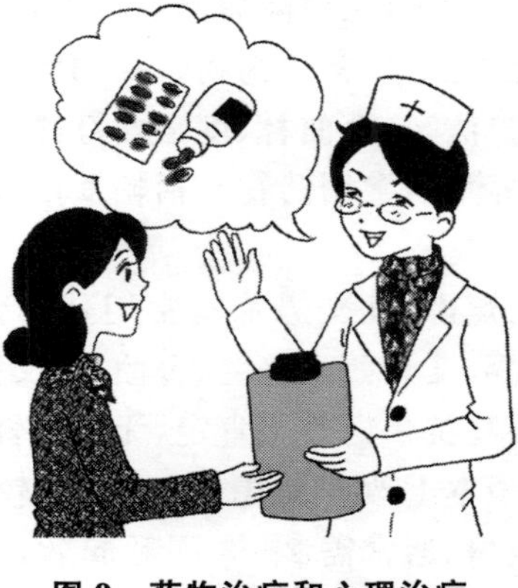

图 9　药物治疗和心理治疗

36. 药物治疗

具有抗焦虑效果的药物，称为抗焦虑药，目前精神科临床常用的抗焦虑药物包括如下几类：

(1)抗抑郁药：下面提及的几种药物，都是临床上常用于治疗抑郁症的药物，但同时也具有良好的抗焦虑作用，而且已成为抗焦虑的一线用药。新型抗抑郁药已经成为临床抗焦虑药物的首选，尤其是广泛使用的“五朵金花”——氟西汀、帕罗西汀、舍曲林、氟伏沙明、西酞普兰和较晚上市的艾司西酞普兰，以及具有双通道作用机制的文拉法辛、度洛西汀等，而传统的三环类抗抑郁药如阿米替林、氯丙咪嗪等因毒副作用较大等原因，已经不再作为一线用药选择。美国、中国《焦虑障碍治疗指南》中明确指出：

1)广泛性焦虑：常用药物包括帕罗西汀、艾司西酞普兰、文拉法辛、舍曲林、度洛西汀等。

2)惊恐障碍：常用药物包括帕罗西汀、艾司西酞普兰等。

3)社交焦虑(社交恐怖)：常用药物包括帕罗西汀、丁螺环酮、艾司西酞普兰、舍曲林、文拉法辛等。

这类药物抗焦虑效果肯定，无成瘾性、适合长期服用，能从根本上改善焦虑，不良反应较少，但抗焦虑效果见效慢，通常需 2～3 周后起效，常常需要同时短期合用苯二氮䓬类药物，且价格偏贵。

需指出的是：这些药物在服药初期焦虑症状可

能会一过性加重，与药物的不良反应有关，一般可随服药时间延长而逐渐缓解。使用时剂量需逐渐加量，可在早期联合使用小剂量的苯二氮䓬类药物缓解焦虑。症状缓解后，建议继续维持服药1～2年。调整药物剂量或停药时应咨询医生而不可自行停药，避免症状反弹。

(2)苯二氮䓬类药物：苯二氮䓬类药物起效快，多在30～60分钟内起效，抗焦虑效果肯定，价格便宜等优势，容易被患者接受；但因为这类药物具有成瘾性、容易产生依赖，且作用持续时间短，不适合长期大量使用，临床上不作为首选。

所有的苯二氮䓬类药物都可以抗焦虑，但因其效果和不良反应的不同，临床上常用的苯二氮䓬类药物主要包括如下几种：

1)劳拉西泮：常用剂量是每次0.5～1.0毫克，每日2～3次。

2)阿普唑仑：常用剂量是每次0.4毫克，每日2～3次。

3)奥沙西泮：常用剂量是每次15毫克，每日2～3次。

这些药物属于短中效的苯二氮䓬类药物，抗焦虑效果好，镇静作用相对偏弱，对白天的工作影响较小。

使用苯二氮䓬类药物，应注意遵循如下原则：

一是间断服药原则：焦虑严重时临时口服，不宜长期大量服用。

二是小剂量原则:小剂量有效就不用大剂量。

三是定期换药的原则:如果病情需要长期服用苯二氮䓬类药物抗焦虑,3～4 周换另一种苯二氮䓬类药物,可以有效地避免依赖的产生。如果患者年龄偏大,服药剂量不大,疗效较好时,也可以不换药,只要苯二氮䓬类药物服用的剂量不增加,在正常范围内,疗效不减弱,就可以认为没有产生依赖性。

(3)丁螺环酮、坦度螺酮:主要是对社交焦虑效果好,无依赖性,缺点同样是起效慢,2～3 周见效,临床上常与前述的抗抑郁药合并使用。

(4)其他药物:急性焦虑发作时可以临时服用普萘洛尔(心得安)10～20 毫克,能够改善症状;黛力新多为非精神科专科医生所用处方,因其本身为氟哌噻吨和美利曲辛的混合制剂,长期使用可能产生迟发性肌张力障碍等较为严重的不良反应,精神科专科医生较少使用。

总之,临床上可供选择的抗焦虑药物种类较多,需考虑患者的病情、既往用药经历、服药后的疗效、患者对药物的耐受情况及不良反应等情况,还要考虑患者的经济情况,综合考虑后做出决定。同时也需要密切随访患者,随时调整治疗方案,使患者逐步走向康复。

37. 心理治疗

心理治疗不是简单地聊天或思想工作,是指专业人员通过言语或非言语交流建立起与患者的良好医患关系，应用所掌握的有关心理治疗技术及知识，指导帮助患者克服和纠正不良的生活方式、行为习惯、情绪障碍、认知偏见及适应问题。从事心理治疗的专业人员主要包括精神科专科医生和临床心理工作者。

药物治疗和心理治疗是帮助焦虑症患者康复的两条腿，药物治疗是焦虑症治疗的根本手段，能有效缓解患者的临床症状；心理治疗则是从心理层面为患者构筑健康的心理康复机制，让患者从身、心全方位进一步康复。

适合焦虑症的心理治疗有：支持治疗、认知治疗、认知行为治疗、生物反馈治疗等。

支持治疗主要是向患者解释患病的原因，帮助患者找出疾病的促发因素、维持因素，告诉患者治疗的策略和方法，使患者获得对治疗的信心，进一步配合治疗，在取得进步时给予及时鼓励，增加治疗依从性。同时对患者的疑问给予必要解释，解除其后顾之忧。支持治疗要贯穿整个治疗过程的始终。

认知治疗是将本病的性质告知患者，让患者对疾病有正确的认识，对疾病具有一定的自知力，让患者认识到虽然自觉症状严重、倍感痛苦，但只是心理上的问题，降低患者对健康的焦虑，增进在治疗中的合作。

认知行为治疗是指，采用想象或现场诱发焦虑，然后进行放松训练，可减轻紧张和焦虑时的躯体症状，矫正患者的歪曲认知，包括纠正这些症状的出现和对发病时的躯体感觉及情感体验的不合理解释，让患者意识到这类感觉和体验并非对身体健康有严重损害，以减少焦虑、恐惧和回避。

生物反馈疗法是指，利用生物反馈信息训练患者放松，减轻焦虑，对治疗广泛性焦虑障碍有效。有过度通气者则教会患者控制呼吸，指导患者进行放松训练。

（姜美俊）

十、与焦虑同行，迎接新生

我们有很多焦虑，我们的生活也确实受到了威胁。今天还支撑我们，给我们以幸福、满足和安全的东西，明天可能就不再如此了。关系总是在不断地变化，如有的人去世了，有的人旧病痊愈又得了新病。产生焦虑并且容忍焦虑是完全正常的。焦虑不仅仅是一种令人心烦的情绪，它的出现也有积极的意义——发展自我。所以，我们要更好地了解使我们焦虑的东西，并采取适当的方式加以解决，而不是单纯地抵制焦虑。抵制焦虑无异于宣称我们没有受到任何威胁，或不想受到任何威胁，这是乌托邦式的理想境界。对待焦虑，不能排斥、否定、压抑，而应该接纳它、体验它、靠近它，从积极的方面看待它，学会和焦虑相处，与焦虑同行，这样才能更好地控制我们的焦虑情绪，而不是被它控制。当焦虑到来时，我们以积极的方式来表达、感受它，去注意它给自己带来什么样的变化，比如身体在焦虑时出现了什么样的姿势，心跳有什么改变，此时，还可以多问问自己：焦虑想要我们怎么样，是什么导致了焦虑，情况是不是真的有那么危险，后果是不是真的有那么坏，是否有夸大等。

当然，有时候我们的焦虑过于强烈，以至于我们无法客观地去分析焦虑情绪，冷静地去思考焦虑背后的原因，从而出现本书前面介绍的各种焦虑障碍。此时，我们应该积极地去寻求专业人员的帮助，配合治疗，共同努力恢复身心健康。而寻求专业人士帮助本身就是面对焦虑最好的体现。

基督教徒中流行的一句箴言：“上帝不允许天空每天都是晴朗的。”我们的生活也不会是一帆风顺的，人生的道路上避免不了威胁、挑战和困难，也避免不了焦虑，只要我们把焦虑当“朋友”，做到顺其自然，学会与其相处，这样我们就能在焦虑中发展自我，迎接新生。

（唐　毅）

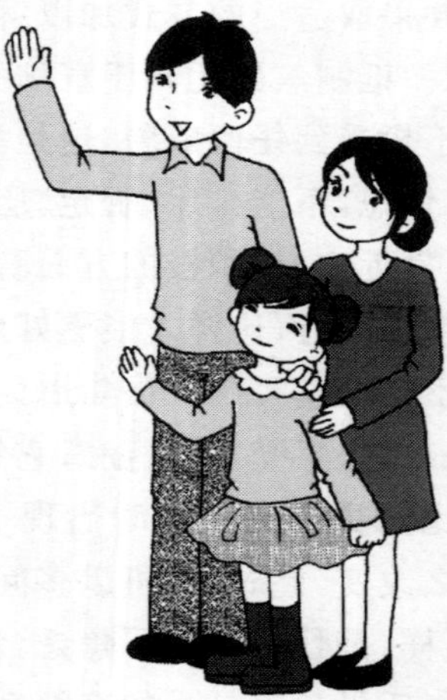

迎接新生